哲学教科書シリーズ

生命倫理学入門

（第５版）

今 井 道 夫

産業図書

まえがき

生命倫理学をひとつの独立した学問と見るならば、それは新しい学問である。それがどのように成立してきたかについては第1章で述べる。ここでは、本書の叙述の方針について述べておきたい。

生命倫理学にかんする本は欧米はもちろん、我が国にあってもすでに多数が出版されている。個別テーマを扱った専門書もあれば、包括的・体系的な概説書もある。本書は生命倫理学の問題領域を平易にかつ手短に概説することをめざしている。そのさい筆者の立場を強く押し出すことは意図していない。とはいえ、本書の叙述はふたつの事情に制約されている。ひとつは私がもともと哲学のなかの科学論を専攻し、そこから思想史・文明論へと進んできたことである。もうひとつは、この一〇年来の私の主な教育上の任務が、医学生のための哲学・倫理学、ならびに医学概論・医療総論の授業担当であったことから来ている。このふたつの事情が本書の叙述をあるていど性格づけているように思う。

アメリカの生命倫理学の概説書では、原理的・体系的考察をめざしたものが多い。ビーチャム／チルドレス『生命医学倫理』、エンゲルハート『バイオエシックスの基礎づけ』がそうである。しかし、私たちはそうした叙述に慣れていなかったり、また抽象的原理をさほど重視しないことが多い。その点で、同じアメリカのものでも、ビーチャム／ウォルターズ『バイオエシックスの今日の諸論点』のように論点を列挙してゆく形式のほうが入りやすいのではないだろうか。そこで本書では、具体的な諸論点を追うことを基本とし、そのあいまあいまに原理的問題を考えるという方針をとった。

本「哲学教科書シリーズ」の方針に従い、半期の講義に対応できるように12章構成とした。そのなかで第2、5、8章などは、原理的考察を中心にしている。もしこれらの章が抽象的にすぎるというのであれば、それらをあとまわしにして先へ進んでくれてもよいと思う。同じくこのシリーズの方針に従い、各章末には問題を出してある。そして巻末にはそれら問題について、「問題を考えるための手がかり」もつけておいた。

本書が生命倫理学に近づくための、あるいは今日の医学・医療の問題を考えるための一助になれば幸いである。

目次

第1章
生命倫理学とは何か

1　生命倫理学の成立

生命倫理学ないし生命倫理ということばは、英語のバイオエシックス（bioethics）の訳語である。生命を意味するギリシャ語の bios と、倫理（学）を意味する ethics から合成されたことばである。この学問は医療における倫理問題を主として扱っているので、医療倫理といったほうが身近でわかりやすいようにも思われる。医療倫理ということばは、英語でいえば medical ethics ということになるだろう。この英語のことばは以前から使われていたことばであり、かなり限定された内容をもっていた。日本語でいえば医の倫理ということばがこれにあたり、医師の倫理の問題が中心を占めていた。つまり、医師はどのような方針で治療にあたるか、どのように患者に接するかといった問題である。

医の倫理

西洋医学を歴史的に見るとき、ギリシャ時代のヒポクラテス（前四六〇頃―三七五頃）の医術にまでさかのぼるのがふつうである。ヒポクラテスという人については不確かなところが多いとはいえ、少なくともこの名前を冠した医師の集団が存在したことはまちがいない。そこには「ヒポクラテスの誓い」という名で知られる文書があった。その医師集団の一員として活動を許すにあたっての誓約書である。加入にあたって、集団内での相互扶助を義務づけ、また医術の知識を集団内で無償で授受することを義務づけると同時に、集団外に漏らすことを禁じている。この文書はしかし、医師の倫理綱領の一種として読むこともできる。治療に直接かかわることでは、自分の知識・能力のかぎりをつくして治療にあたること、治療行為を逸脱することはしないこと、また自分の持ち分をこえた治療行為はしないことが誓われている。また、治療行為にあたって入り込まざるをえない人間関係においては、道徳的規範を守り、品性ある態度が求められている。この「誓い」は、近代の医学教育においてあらためて重視され、医師の免許取得にさいし、この誓いを課することもあった。

我が国でもかつて医は仁術であるといわれ、医道が唱えられたとき、こうした医の倫理が考えられていた。世界的にみても、今世紀半ばまでの医の倫理、医療倫理は、医師の患者への接し方に重点があった。この種の倫理的要請が重要であることはまちがいないが、しかし、現在の医療倫理を考えるには狭すぎる。医療行為にかかわる側には看護師をはじめ多数の人々がいる。そして医師と患者の人間的ふれあいが重要であることにかわりはないとはいえ、大きな病院でのチーム医療が主流になってきている。また先端的な医療技術の進歩は、個々の医師の倫理的判断という枠におさまりきらない。これだけを考えても、従来の医の倫理では狭すぎる。

倫理的在り方を問うときに、医療社会学的な分析、またそこにおける意志決定の在り方などの分析も重要になってくる。現在では、生殖技術、移植医療、遺伝子技術などの先端医療技術において倫理問題が集中的に現れてきているが、そうした領域の倫理学には生命（生物）医学倫理（biomedical ethics）という名称がふさわしいかもしれない。

バイオエシックス

けれども現在、これら領域をおおう学問としてバイオエシックスないしは「生命倫理学」が一般的である。そうした名称をもった学問分野として定着してきている。それはアメリカ合衆国において確立され、アメリカ的背景を背負っていた。そこで、この学問を生み出したアメリカの状況について見ておかなくてはならない。特に一九七〇年代のアメリカが問題になる。バイオエシックスの学問としての確立を決定づけたものに、一九七八年にライク他が編集した『バイオエシックス百科事典』（一九九五年には改訂第二版、二〇〇四年には改訂第三版が出た）がある。そしてこの事典、あるいはバイオエシックス（以下では、特殊アメリカ的刻印を帯びた学問として見るときにはバイオエシックスということばを用いる）の母胎となったのは、一九七〇年代のアメリカである。以下、政治的背景、科学技術の状況、思想史的背景の三点にわたって述べてみたい。

一九五〇年代以降、冷戦時代といわれ、キューバ危機のような緊張が繰り返されながらも、ある種の安定化が生み出され、そのなかで国内の問題にも関心がむかった。代表的な動きは公民権運動である。自由と民主主義の国アメリカで、その実、黒人に対する人種差別が歴然と存在していた。そうした差別に反対する運動が六〇年代前半にかけてはげしく巻き起こった。保守的な支配層と反目するなかで、アメリカの理念に照らしてこれを支持する動きは強かった。この人権運動の流れはその後も展開し、一九七〇年代には消費者運動、フェミニズム運動へと広がりをみせる。これらは医療の在り方への鋭い問題提起をすることになる。バイオエシックスのなかで次に述べる先端医療技術の問題も大きな位置を占めているが、たんなる医療倫理ではなくてバイオエシックスとして学問的に展開するには、こうした政治的・社会的背景が強く作用していたといえる。

バイオエシックス成立の背景として、いちばん理解しやすいのは先端医療技術の発展である。生殖技術、移植医療、さらに最近では遺伝子技術にかかわるバイオテクノロジーが急速に進歩している。私たちの生命へのそうした技術の介入を、認めていいのか。認める場合はどのようなかたちでどのていど認めるかは、切実な問題になってきている。特に一九七〇年代には、遺伝子組換え実験をめぐる問題が大きな争点となった。また先端技術といった頂点ばかりではなく、その裾野でも広範な医療の転換がみられた。急性疾患が抑えられるとともに慢性疾患が医療の前面に出てきたこと、救命処置の一般化によりいわゆる植物状態で生きつづける患者が増加したことなどがある。それらは医療の形態の変更を促すことにもなった。

さらに、バイオエシックスの成立について、思想史的背景も指摘できる。『バイオエシックス百科事典』の序文でライクは、バイオエシックスという学問の意義として三点を指摘している。第一は医療技術の発展の考察であるが、第二として世界の思想的な大変動のなかで知的・倫理的挑戦をしていること、第三に知識の再編成をめざす学際性をあげている。二十世紀後半の社会において、宗教集団や政治集団、さらに国家の枠を超え、医療と生命科学の問題を中心にすえながら、バイオエシックスは文化一般の問題を考える学問だとする意見もある（エンゲルハート『バイオエシックスの基礎づけ』）。バイオエシックスはそうした思想的課題も背負って成立してきた。

以上のようなバイオエシックスを日本にいる私たちはどう受け止めたらよいだろうか。先端医療技術の問題は私たち自身の問題でもある。医学・医療の先進国アメリカでまず生じた問題が、つづいて私たちのところでも起きたのであり、そこにおける倫理的問題を問わざるをえない。なるほど人工妊娠中絶の議論にみられるように、宗教的規制の強いアメリカと、そうではない日本とではだいぶ議論の質が異なってくる。とはいえアメリカでバイオエシックスをリードした人たちは、地域的・文化的制約を超えるものとしてそれを構想してきたのであり、その成果は十分参考にすることができる。もちろん、私たちなりの受け止め方もあってよい。生命倫理学として私たち自身、組み直し、組み立てる努力が必要になる。

2　倫理学という学問について

生命倫理学は従来の倫理学の枠を越えた学際的なものをめざすとしても、その基礎にはやはり倫理学がある。その倫理学とはどのような学問であろうか。簡単には「人間はいかに生きるべきか」、「人間の生き方」を扱う学問だと説明される。もっとも哲学についても同じようにいわれる。私たちはいかに生きるべきかを思い悩み、哲学書を手にする。多少形式的に整理すれば、倫理学は哲学の一部、しかしもっとも重要な部分をなしているということができる。伝統的には、哲学はほかに、宇宙論や論理学の問題もおおう学問であった。近代になって自然科学や数学が発達すると、こうした問題はそれらの専門家の手に移るようになり、哲学は人間の問題、すなわち倫理学の問題に重点を置くようになってきた。

さて、人間の生き方について問題にするとき、その生き方あるいは行為の善し悪しが問われる。倫理学ではこの善悪が基本的な評価の枠になる。科学の議論ではこれに対し、真偽が重要である。ある物体の運動について解いた解答が、現実と一致するかどうかの真偽が重要である。もっとも、真偽ということばは、たとえば真実味のある人とか、偽（いつわ）りに満ちた人といった語法もあり、この場合の真と偽は倫理的な意味あいをもっている。善悪という基準とともに、正不正という基準も倫理的評価にかかわる。他方、同じ正でも、正誤となると科学的評価枠のほうに入ってくるであろう。そうすると、やはり善悪がもっともよく倫理的評価を示す基準といえる。

功利主義と義務論

こうした倫理を考えるにあたって、大きくふたつの立場があって対立している。功利主義（功利論）と義務論である。功利主義はイギリスのベンサム（一七四八－一八三二）やミル（一八〇六－一八七三）に代表される立場である。功利とは有用性（utility）のことである。なんのための有用性かといえば幸福のための有用性である。つまり幸福に対して有用なこと、幸福に貢献できることが善であり、逆に幸福を妨げることが悪である。もっとも幸福とはいったいどういう状態なのかという疑問が出されるかもしれない。ある人は、ありあまる財産があって、性的快楽、飲食の快楽に満ちた豪華な暮らしが幸福と思うかもしれない。別の人はしかし、清貧に甘んじ、人里離れたところで独りひそかに暮らすことが真の幸福だと考えるかもしれない。功利主義にあっては、後者の考えも認めることはあっても、どちらかといえば前者のほうに近い。快不快という基準によっていて、快に満ちているのが幸福であるとみなしている。ただし、この快は、前者のような快楽の追求と理解される場合も多いとはいえ、快適さの追求といったていどの良識ある範囲で考えられている場合も多い。

こうした功利主義は義務論の立場から批判を受けることになる。義務論の代表者としてよく引かれるのは、ドイツの哲学者カント（一七二四－一八〇四）である。倫理や道徳というものには、それ固有の倫理がある。たとえば「嘘をついてはいけない」ということは、私たちだれもが守らなければならない。守ることが善であり、破ることは悪である。たとえばあと三か月しか余命が見込めない末期がん患者に、がんではないし、ゆっくり静養すればそのうちによくなるかもしれません、と嘘をついたとする。その患者は安心し、その後、三か月有意義に暮らし，三か月後にいつしか意識も薄れ，苦しむことなく亡くなったとする。私は嘘をついたけれど，患者は幸福な一生を終えたのだし，私の行為は善かったのではなかろうか。功利主義者ならそういうであろう。けれども義務論者はそうはいわない。嘘をつかないというのは，人間だれもが守るべき義務である。これに反した私の虚言という行為は悪といわなければならない。たしかに嘘をつかない，真実を述べるというのは人間の信頼関係の根本にあり，これを守ることは倫理の根本であるように思われる。

いまここで，このふたつの立場の優劣をつけることはできない。ただ，さらに一，二，注釈を加えておきたい。義務論は，個々人の倫理的行為を判断するのに適している。義務論では，個々人がしっかりした倫理意識に基づいて義務を遂行しているかを問う。これに対して，功利主義は社会的な広がりをもつ行為を判断するのに適している。義務論が行為の動機を問う傾向が強いのに対し，功利主義は行為の結果を重視する傾向が強い。いかに倫理意識にあふれる行為であっても，人々を不幸にするようではけっしてよい行為とはいえないのではなかろうか。社会政策の決定などにあたっては，功利主義的基準によって考えたほうがよい場合が多い。

原理とその実践

倫理学においては，いくつかの根本原理を立てるのが通例である。功利主義では「最大多数の最大幸福」，義務論では「人格の尊重」といった原理を根本とすることが多い。原理はもちろんひとつではなく，いくつか並立させてもよい。さらに原理だけではあまりにも漠然としていて，実際の場面での指針となりにくい。そのため，いくつかの規則として定式化することがよく試みられる。『旧約聖書』中のモーセの十戒は神の定めた掟であり，宗教的・倫理的生活を定めている。五番め以降が倫理的掟であり，父母を敬え，殺してはならない，姦淫してはならない，盗んではならない，隣人にかんして偽証してはならない，隣人の物を欲してはならないと定めている。これら掟はユダヤ教の宗教原理に基づいた倫理規則と理解することができる。現実生活における倫理の具体的指針が示されている。

抽象的原理ではなく、こうした具体的規則で示されれば、これにのっとって私たちは行為すればよい。個々の事例にあって、たいていはそれですむとはいえ、問題も出てくる。人を殺してはならないというけれど、正当防衛でもだめなのか、戦争の場合はどうなのか。そこで正当防衛の場合、正義の戦争の場合は殺してもよい場合もある、と例外規則ないし下位規則を設けることができる。その場合もさらにどういう場合が正当防衛か、正義の戦争かという問題が出てくる。結局のところ、原理・規則と個々の事例のあいだには、いわば間隙があって、そのつど検討する余地があると考えるのが適当である。このことは昔から気づかれていて、決疑論（casuistry）がそれを扱うものとされていた。決疑論はひとつにはそれがキリスト教の前提に立ち、その枠内での議論にとどまるものであったためか、近代も時代がくだるにつれてあまり重視されなくなった。けれども、原理・規則と個々の事例のあいだの問題が重要でないわけはなく、近年、生命倫理学者のあいだで、この決疑論に注目する人が出てきている。決疑論の伝統は、アリストテレス（前三八四―三二二）までさかのぼることができる。現実の実践の場面では抽象的・普遍的な理論的知識よりも、むしろ「思慮（プロネーシス）」が大切であり、有効である。そこでは個々の具体的場面を重視する。私たちの実践にあたって現れてくるのはいつでもそうした具体的なものだからである。とはいっても、個々ばらばらに見ていっては、そこに思慮の働く余地もなくなってしまう。あるていどの抽象も、思慮には必要である。そうした二律背反を調停しようとするのが決疑論の方法である。そこでは、いくつかの例を比較して、もっともよいものを選んでゆこうとする。例として採られるのは典型的な例（パラダイム・ケース）である。それらを分類し、比較し、よりよい結論を求めてゆく。その過程にあって、道徳的格言なども手がかりとしてだいじにされる。こうして「実践的解答」が出されるのである。

他方で、応用倫理学ということばを目にすることがふえてきている。それは従来の倫理学が原理や基礎の確立、考察にとどまることが多いのに対して、それを現場でどのように応用し、実践してゆくかにかかわる。右の図式でいえば、原理・規則と個々の事例のあいだの問題にかかわる。ただし、かつての決疑論にありがちだったように、原理・規則を固定し、それにあてはめてゆくということにつきるのではなく、必要なら逆に原理・規則をも問いなおしてゆかなくてはならない。

3　生命倫理学の位置づけ

理性的存在

従来の倫理学は原理的考察に主眼を置くことが多かった。それは種々の特殊事情には依存しない、あるいはむしろ種々の場合を貫いて妥当する普遍的原理を明らかにすることに努力していた。さて、その倫理学において、人間を次のように捉えるのが通例である。すなわち人間とは理性的存在である。そしてこの理性とは人間固有の能力を指し、科学的・合理的思考、倫理的・道徳的思考というふたつの大きな働きをする、とされる。たしかにそのような働きは人間に固有であり、他の動物にはほとんどみられない。またそうした理性をもたないような人間は、ほんとうに人間といえるか疑わざるをえない。人間は理性的存在であるという原理的把握は、十分に納得できる。

そのうえでしかし、一見して理性に欠けているようにみえる人の場合はどうなるのだろうか。たとえば乳児、重度の知恵遅れの人、不可逆的昏睡状態にある人などである。乳児の場合なら、いずれは理性をもちうる、つまり可能的には理性をもっているということによって人間と見るべきだと提案することができる。けれども不可逆的昏睡状態にある人についてはこうした提案はできない。こうした議論は杓子定規だと非難されるかもしれない。私たちは睡眠中、一時的に理性の働きが停止するから、その間は人間でなくなるなどといったら、批判されるにきまっている。そこで伝統的な倫理学者なら、次のように答える。人間は理性的であるというのは人間の本質規定であって、現に存在する人間がすべてそうであると断言することとはちがう、と。たしかに学問をしないで遊んでいる学生がいるからといって、学生の本質、本分は学問をすることだという規定を改める必要はない。

ところで、現在の医療の現場において不可逆的昏睡状態、ないしはそれに近い人はけっしてまれではない。医療に従事していない人々にあっても、自分がそうなる可能性をかなり意識しているし、親類や知人にひとりやふたり、そうした状態にある人を知っている。脳死や植物状態の増加は、高度な救急・延命医療の結果でもある。そのなかで、脳死状態にある人は、もう人間として生きているとみなすことはできない、という意見が出てくる。また、長期に植物状態がつづいてそれが回復不可能であることが明らかなときには、人間の生命の尊重という根本前提をはずしてよいという意見が出てくる。これら意見の是非は倫理学の問題である。けれども伝統的な倫理学者に聞いても、満足な答えは期待できない。伝統的な倫理学者の説く原理は十分参照しながらも、こうした個別事例についてこれまた十分に倫理的探究をしないことには、答えは得られない。生命倫理学はこのような問題に真正面から取り組む。そのさい、「最大多数の最大幸福」とか「人格の尊重」といった倫理学の根本原理に疑問をむけているわけではなく、それらを個々の具体的場面でどのように実現してゆくかを考えることに主眼がある。したがって従来の原理中心の倫理学に対して、応用倫理学と呼んでもよい。ただし、根本原理まで問いなおさないまでも、それを支えるいくつかの原理をどうみるかといったあたりまでは、検討することになる。それゆえ、たんなる原理や規則の応用ということにはならない。

生命倫理学の諸原理

このような問題に生命倫理学が取り組むにあたって、中核となる諸原理を立てることが必要になってきた。先に見たアメリカのバイオエシックスでは、自律の原理が中核を占めていたといえる。一般の政治的・社会的な場にあってと同様、医療の場にあっても自己決定が基調になるべきだと考えられてきた。患者はみずからの受ける医療を医療者に任せるのではなく、みずからの思想・生き方に照らして決めてゆく。そうした自律の原理がバイオエシックスのうねりの中心にあったし、それが我が国にも大きな反響を呼び起こした。自律の原理はそれゆえ生命倫理学にあって、中心に置かれるべきであろう。とはいえ、これだけですべてが動くわけではない。他の原理も考慮しなければならない。こうした原理確定の試みとして、ビーチャムとチルドレスの『生命医学倫理』（初版、一九七九年）が特にすぐれており、影響を与えた。彼らはそこで四つの基本原理を提出している。

たとえばがんにかかった患者がいるとする。その患者がどのような治療を受けるかについて、医療者は様々な情報や示唆を与えるにしても、（a）基本的には患者の選択にゆだねるべきである。とはいえ、その患者が重篤で回復がおぼつかないため安楽死を望んだとしても、医療者は、（b）患者を傷つけたり殺したりするわけにはいかない。それだけではなく、医療者はたとえ患者が恐怖感から手術を断っても、手術が最善と考えられるときは患者を説得することも試みなければならない。つまり、（c）患者にとって善いとみなせる治療をおこなうべきである。治療には高額で資源がかぎられたものがある。お金を払える人たちがあるていど有利になるのは仕方がないにしても、貧しい人たちが治療を受ける機会をまったくもたないようでは困る。医療資源の配分には、(d)公平性が保たれるようにしなければならない。右の例で(a)から(d)までの考え方の基礎にあるのが、(a)自律尊重原理、(b)無危害原理、(c)仁恵原理、(d)正義原理、である。相対的に独立したこの四つの原理を基礎として考えると、生命倫理の諸問題を整理・検討しやすくなる。

生命倫理学の範囲

生命倫理学は医療の問題が中心にあったし、今後もそれでよいと思う。とはいえ、すでに見たように、アメリカのバイオエシックスは当初より学際的なものをめざしていた。バイオエシックスということばを最初に使い始めたのは、ヴァン・レンセラー・ポッターであることが知られている。彼にとって、それは未来へと橋を架けるもので、「生き残りの倫理学」であるともいっている。生物学を基盤にして展開しており、現在の視点から見れば、環境問題につながるものであることが注目される(『バイオエシックス――未来への橋――』)。それが医療の倫理問題を扱う学問の名称に用いられるようになったものの、扱う範囲は広くとられている。ライクは先の『バイオエシックス百科事典』(初版)序文で、バイオエシックスを「生命科学(ライフサイエンス)と保健医療(ヘルスケア)の領域において、道徳的価値と原理により検討されるような人間行為を体系的に研究する学問」と定義しているが、そうした角度より、環境問題なども視野に入れている。(なお改訂第二版では、学際的性格を強調して定義しなおしている。すなわち、バイオエシックスは「学際的状況において様々な倫理学的方法論を用いて行う、生命科学と保健医療の道徳的諸次元――道徳的展望、意思決定、行為、政策を含む――に関する体系的研究」である。改訂第三版もこの定義を引き継いでいる。)たしかに医療の問題は、そうした医療以外の分野と切り離せない。人間の健康は環境に大きく左右される。がんひとつをとってみても、困難ななか有効な治療法の確立が進む一方で、発がん物質の蔓延、オゾン破壊からくる太陽光線の発がん作用の危険といった問題ががん治療の行く手に立ちはだかっている。

しかし環境問題については、いまでは環境倫理学という名称で理論構築がなされている。そこで明らかになってきているのは、環境倫理学においては生命倫理学とはまた別の原理を立てなければならないということである。それゆえ、生命倫理学は当初の計画にしたがい学際的なものをめざすべきであるにしても、やはり医療の問題を中心にすえて考えてゆくべきである。

問題1　健康と病気の問題、医療の問題は、昔から人々の関心事であったはずである。とはいえ現在、以前の何倍もの関心を人々に呼び起こしているようにみえる。その背景は何であろうか。

問題2　カントによれば、「嘘をつくな」ということは私たちが例外なく守るべき倫理的原理である。そうであろうか。がんの告知の場合を例に検討してみなさい。

問題3　医療先進国であるアメリカ合衆国から学ぶべきことは多い。生命倫理学として結実した学問ないし思想についてもそういえる。けれどもアメリカのものを学ぶだけでよいのだろうか。日本には日本の行き方もあると考えるべきであろうか。

第2章　健康・病気・医療

1　健康と病気

健康の概念

私たちは健康でありたいと望む。熱を出して苦しんでいるとき熱が下がればよいと思い、けがをしたとき、そのけがによる出血が止まり痛みがやむとよいと思う。そしてその回復が当座のものでなく、十分な回復であることを望む。そのような十分な回復が得られたとき、健康だと感じ、安らぎをおぼえる。それでは、発熱とか、けがといった病気のない状態が、健康ということになるのであろうか。

健康とは何かを、あるいは健康の概念を考えるとき、よく参照されるのが世界保健機関（ＷＨＯ）の創設にむけた会議で一九四六年に採択され、一九四八年の創設のさいの憲章前文に入っている文書である。そのなかで次のように健康を定義している。

「健康とは身体的、精神的、社会的に完全に良好な状態であり、たんに病気や虚弱の欠如ということにつきるものではない。」

病気、虚弱の欠如というだけなら、病気、虚弱が基準となり、健康とはそれがないというだけの消極的概念になってしまう。そうではなく、健康とはそれ自身実質をもった積極的概念だといっているのである。そうした見方には納得できるところがある。ただ、そこで次に問題になるのは、健康という概念自身がもつ積極的内容である。右の定義でいえば、「良好（well-being）な状態」とはどういう在り方かという問題である。これについては、たとえばホメオスタシスの考えが取り入れられたりする。生体は内部環境を一定に保つことが重要であり、そのための調節機構を備えている。それは生存と健康を保つための条件でもある。こうした考えはすでに十九世紀フランスの医学者クロード・ベルナール（一八一三―一八七八）に見られるが、アメリカの生理学者ウォルター・Ｂ・キャノン（一八七一―一九四五）はこれをホメオスタシスということばで表現した。このことばを使って、健康とはホメオスタシスの維持されている状態だということができる。つまり、健康といえるためには、病気や虚弱の不在だけではなく、まとまっていて調和のとれた、充実したひとつの生命体として維持されていることが必要である。さらにまた、人間では精神的なものが占める位置も大きいから、気力もその生命体のなかの不可欠の要素として十分に備わっていなければならない。

こうした健康は貴ばれ、めざされなければならない。とはいえ、近頃、健康の絶対視に対する批判があることも知っておくべきである。健康であることはたしかに望ましいことではある。けれども健康であることが義務とされたり、健康であることを強制されたりしたらどうであろうか。うっかり病気にもなれないとか、病人であると肩身が狭いということになったらどうであろうか。こうした傾向が、国家主義的立場を背景にして出てくるのが認められる。我が国でも太平洋戦争にむかう時代のなかで、そうした思想傾向がめだってきた。強い国家を維持・発展させるために、戦場で、また工業や農業の生産現場で活躍すべき健康な男子が望まれ、またそれを補佐し、良い子孫を産む健康な女子が望まれた。当時の国家は実際に健康問題に熱心であり、そのことは一九三八年（昭和十三年）にあらたに厚生省を設置したことにも示されている。健康にむけての取り組みが、軍事国家形成の一環に組み込まれるとしたら、そこに種々のひずみも出てこざるをえない。そして健康賛美の半面で病人、弱者の蔑視・差別が現に見られた。こうした政策がナチス・ドイツにおいて、ずっと「合理的」・組織的にとられたことが知られている。

病気の概念

次に病気を考えてみよう。たとえば、肺炎で高熱を出し、息をするのも苦しいようなとき、あるいは交通事故で脚に重傷を負い、出血して病院に担ぎ込まれたとき、その人が病気であると見ることに異論の余地はほとんどない。それゆえ、健康よりも病気の方が具体的で理解しやすいようにも思われる。とはいえ、ここにも判断のむずかしい問題がある。私たちが時に直面して戸惑うものに、「精神」の病気がある。親しい人が精神的に落ち込み、食欲もなくやせてきたとき、さらには奇妙な行動をとるようになったとき、最初は元気づけ励ましていたものの、好転のきざしが見えず、これはもう病気なのだとみなしたりする。そして適当な治療を受けたほうがよいと考える。傷害・殺人事件などでも問題になる。加害者が精神科医や心理学者の精神鑑定により、事件のさいに精神的に病気や障害があったと認定されれば、免責されることがある。それは被害者やその家族に不満や怒りを呼び起こす。さらには精神鑑定の科学的根拠に疑問が投げかけられることにもなる。しかし、そうした精神的病気により本人の責任を問えない場合があることを多くの人は認めており、そして現在の精神鑑定法にまだ不十分なところがあるにしても、そうした方法により決着をつけることを多くの人は支持している。そこに、精神の病気についてのおおよその了解がある。

それが病気であるかどうかが問われるひとつの例を、ここで取り上げてみよう。それは不妊は病気かという問いである。不妊は夫に原因のある場合がある。精子の数が少なく、また力の弱い場合、顕微授精の方法が開発されている。ただ、一般には妻の場合のほうがその原因が多様で、そのためにまた対処法も種々開発されている。今、妻の側に原因がありそうな場合を考えてみる。たしかに妻は一度は子どもを産むのが「ふつう」であるかもしれない。しかし、妻たちが子どもを産まないからといって、それだけで彼女たちを病気だと考える人はいないし、彼女たちも自分が病気だなどと思わない。最近では、医学の発達によってそうした不妊の理由が明らかにされてきている。たとえば、卵巣から子宮に卵子を送り出す卵管に問題のあることも多い。ある女性の不妊の原因がそのように突き止められたとき、その女性が病気といえるだろうか。その女性の卵管に「異常」があるというにしても、だからといってその女性が病気ということにはならない。自分には子どもがなくてもよいと思い、いままでどおり充実した生活を送っていくとすれば、その女性はしごく健康というべきである。しかし、その女性がどうしても自分の子どもがほしいと思い、手術を受けようとしたとき、その女性は「不妊症」という病気を引き受けたといえるであろう。

こうしてみると、病気というのは、現にどうであるという客観的事実を基礎としながらも、それを主観的（主体的）にどう捉えるかにかかってくる。つまり、病気は主観的に病気と把握してはじめて病気といえる。ただし、当事者のみの判断ではなく、周囲の家族や医療者の判断もかかわることを明示するために、間主観的

（相互主観的）な把握によるといってもよい。つまり、病気は私たちの意識過程を経てはじめて成立する概念である。概念とはいつでもそういうものだといえるが、病気については、一般の自然現象とちがって、特にこのことが自覚されなければならない。そうすると、最初にあげた肺炎や重傷の例の場合でも、病気とされないこともあるのかという疑問が出されるかもしれない。もちろん病気とみなすべきであろう。とはいえ、どんなに典型的な例であれ、それが病気か、どういう病気かという考察がなければならないし、それをどのように受け止めるかという過程がなければならない。つまり人間の意識の働きを経てはじめて、病気が病気として確認されるのである。

2　予防と診断

医療は病気にかかわる行為であるといえる。病気になっても、軽い場合にはそのまま放置しても、自然に治癒する場合がある。また病人やその家族などが自前で治療をすることもある。後者の場合、私たちはふつうそれを医療とは呼んでいない。医療とは専門性をもった人たち（医療者）によるものであり、そしてそうした医療の対象となる病人を患者と呼んでいる。

では医療行為とは何かというと、すぐに治療であると考えたくなる。もちろん、治療を中心に置くことに異論はないが、今日の医療を見ると、もっと広い範囲の職務を担っている。そして医療の役目として、しばしば予防・診断・治療の三つがあげられる。比較的健康な人では、治療よりもむしろ予防と診断にかんして医療者や医療施設と接してきたという人も多いのではないか。あるいは健康な人でも、多少は予防や診断にかかわる義務があるといわなければならない。予防接種を受けなければならないし、定期健康診断を受けなければならない。この予防と診断から見ていこう。

予　防

まず予防である。病気にならないに越したことはない。そのために病気の予防が大切になってくる。エイズのように、決定的な治療法がまだない――有効な治療法の開発は進んでいる――病気の場合、とりわけ予防が重要となる。予防が医学の一分野として確立したのは、十九世紀だといってよい。病気にならないようにふだんから衣食住に心を配り、また環境の汚染が病気の原因となることを予感して対策を考えたりするのは、予防への第一歩であろう。とはいえ、予防が特別の意義を帯びてきた背景には、細菌学の発達により伝染病の概念が科学的に明確にされたことがある。赤痢や結核、コレラやペスト、はては梅毒まで、細菌によるものであることが明らかにされた。そこで、この細菌またはウイルスの感染を防ぐことによって病気を予防できることになる。さらにはワクチンの予防接種という方法への道も開かれてくる。予防はもちろん伝染病のみにとどまらない。身近な例をあげれば、脚気（かっけ）がビタミンB_1不足で起こること、また過度の塩分摂取が脳卒中を引き起こしやすいという知識から、食事の管理によりそれらの病気の予防をはかることができる。こうした予防意識の高まりが、今日の衛生学、公衆衛生学の確立に大きく寄与している。

予防医学の重要な役割はいうまでもないが、それについて倫理的問題も指摘されてきたことを忘れてはならない。予防はしばしば社会的強制をともなう。予防接種にしても、我が国の場合、一九四八年制定の「予防接種法」により、いくつかの予防接種が義務づけられてきた（ようやく一九九四年の改正により、それらが勧奨接種に変更された）。また強制入院がある。法定伝染病による入院隔離については、伝染性の強さ、他面、それほど長期にわたらないことなどから、一応の了解は得られている。しかし、かつて我が国で「らい（癩）予防法」により、多くの人々を生涯にわたり隔離していたことに批判の目がむけられだした（「らい予防法」は一九九六年に廃止された）。予防は大切なこととはいえ、それが行き過ぎてはいないか、人権を踏みにじっていないかということへの反省も必要となる。なお、私たちが学校や職場で年に一回義務づけられている定期健康診断も、予防の側面が強い。

診　断

次に、診断である。診断とは治療すべき病気の決定である、ともいわれる。その場合、診断に先だつものとして診察を置いたりする。診察とは病人ないし病気と思われる人を医学的に観察し、検査することである。けれども、医療の役割として予防・診断・治療を考えるときの診断とは、そうした診察、診断を含みつつももっと広い範囲のものを想定している。診断ということばでまずだれもが思い出すのは、健康診断である。医療の世話にほとんどなったことがない人も少なくない。それでも現在では、多数の人が年に一回の定期健康診断を受けている。健康診断は、病気の徴候がないまま診断を受けるのがふつうで、その意味では通常の診断とは異なる。とはいえ、徴候があってもそれに対する診断を受けず、健康診断時に持ち越したり、またなんの徴候がなかったにもかかわらず病気が発見され、治療がすぐに始められることもあり、やはり診断にはかわりない。ただ注意すべきなのは、右に述べたように健康診断は予防的意味あいが強いことである。当人が病気になるのを防ぎ、また早期に発見して治療の実をあげることをねらっている。同時に社会的な面をもち、結核検診に見られるように、患者の発見・治療のみならず、患者を発見してこれを隔離し、周囲への感染を未然に防ぐという面も重要である。

診断はどのような体系をもっているのであろうか。各診療科によって、また主な病気に対しては、定型化された手順がある。しかし、それらを体系化し、理論化した叙述をあまり見ない。むしろ漢方医学がこれをおこなっているのが知られている。漢方では、診断にあたって、四診という診察法を駆使する。それは以下のようなものである。

望診（ぼうしん）　目で見ること、それに嗅覚も活用する。
聞診（ぶんしん）　患者の声や咳などを聞くことによっておこなう。
問診（もんしん）　患者との問答による。
切診（せっしん）　患者に触れておこなうものであり、脈診と腹診が特に重要である。

こうした診察法をとおして診断をくだすわけだが、それは証といわれる。その際、陰と陽、虚と実といったカテゴリーも用いられ、これは陰証であるとか実証であるといわれる。証は西洋医学での病名に相当するといえるが、それとはちがって、いつも患者を全体的に見渡し、そして証はいつも治療と結びついている。それゆえ、この患者には葛根湯（かっこんとう、漢方薬のひとつ）の証がある、といった診断がくだされたりする。現代の私たちの医学では、この種の診断法をあまり気にかけない。もちろん現代でも、四診に相当するものはおこなわれている。けれども、それらは予診としての意味しかもたない。現代の診断法は、種々の科学的・計量的検査が中心をなしている。そのなかであるていど定型化された方法、手順が確立しているはずである。それについて私たちの医学もまた、論理的自己理解をもつべきではないだろうか。

たんなる健康診断の場合は別として、診断の場合、通常なんらかの徴候があり、それが手がかりになる。徴候には、また病状とか症候群ということばをあてることもできる。それらがそのまま病名となりうる。しかし、近代医学の立場からは、そうした徴候の原因、すなわち病因を突き止めることが重視される。そうした病因を指し示す病名が本来の病名であるという見方がある。診断の目的は、この病因としての病名を明らかにすることが基本となる。二十世紀末に大きな問題となったエイズとは後天性免疫不全症候群（acquired immuno-deficiency syndrome＝AIDS）のことであり、その病因としてのエイズ・ウイルスすなわちHIV（human immunodeficiency virus）が突き止められている。なお、今ではエイズという徴候（症候）による病名とともに、ＨＩＶ感染症という病因にそくした病名を用いるようになってきている。

こうした現代医学の診断方法はすぐれたものであるが、同時に倫理的問題をもたらすことにもなる。そのひとつとして告知の問題がある。漢方医学は診断と治療が一体となっていることが強調される。現代の医学においても多くは診断から治療へと順調につながっていくものの、治療とは結びつかない診断も少なくないのは確かである。たとえば肺がんという診断がくだされ、抗がん剤により進行を遅らすていどのことはできても有効な治療法はなく、余命半年ほどといった病状が診断によって明らかになることがある。これを患者に告知すべきなのか。現在では、こうした場合、なるべく告知していこうという方向にむかっているが、一律に告知すべきかどうかはむずかしいところである。他方、同じく治療のむずかしいエイズの場合は、伝染性であるため、告知はまだ治療法が乏しく致命的であった頃から、当然ないしはやむをえないものと考えられてきた。エイズ診断については、陽性と診断されたさいのプライバシーの問題や差別の問題が、倫理的課題となってきた。

3　治　療

治療の目的と方法

予防や診断は重要であるとはいえ、やはり医療の中心は治療であろう。治療の方法としては、古くは三つに分類されていた。すなわち、(1)食餌（しょくじ）療法、(2)薬の処方、(3)外科的処置、である。内容は複雑多岐になったとはいえ、この点は現代でもそれほど変っていないといえるかもしれない。治療の目的は何かといえば、すでに使ったことばを用いて、病気からの健康の回復ということもできるし、あるいは病気の治癒ということもできる。治癒ということで思い出されるのは、自然治癒ということばである。特別な治療をしなくても治ることである。生命体は、それ自身のうちに病気を癒す能力をもっている。病気が自然治癒力の範囲内におさまれば、特に治療を問題にする必要はない。しかし、なにかの事情で病人の自然治癒力が減退しているとき、あるいは自然治癒力の範囲を越えているけれどもなんとか治癒させたいときに、治療が始まる。

その意味では、治療は自然治癒力を越えた働きをするといえる。とはいえ、そのさいにも自然治癒力に対してふたつの態度がありうる。ひとつは自然治癒力を尊重し、それにいかに加勢するかを考える治療であり、もうひとつは自然治癒力を特に念頭におかず、物を修理・修繕する技術者的発想による治療である。図式化していえば、漢方医学は前者をめざし、西洋近代医学は後者をめざしている。もちろん西洋近代医学でも自然治癒力に頼っていないわけはない。けれども西洋近代医学はそうしたものを考えることを嫌ってきた。そうした西洋近代医学の思想的背景を振り返りながら、この医学の治療の戦略を概観したい。

自然治癒力といえば、たんなる物質には見られない、生物固有の能力ということになろう。そうした生命固有の能力を重視する立場を生気論（vitalism）という。これに対し、そうした生命の特別視は生命の神秘化につながるとして、生命をも物理・化学的に捉えていこうとする立場が機械論（mechanism）である。生命をたんなる物質だとするわけではないにしても、あたかもそうであるかのように扱ってゆくのがこの立場である。生気論と機械論は十八、十九世紀の医学や生物学において相対立した。そして大筋では機械論が優勢となり、そうした基盤の上に十九世紀に科学的医学が開花してゆく。

対症療法と原因療法

科学的医学の論理については、因果的決定論の考えに焦点をあてながら第5章であらためて解説するつもりである。ここでは治療の場面について、とりあえず次のようにまとめておく。まず、対症療法と原因療法の区別を手かがりにしたい。おおざっぱにいえば、対症療法とは個々の症状（徴候、symptom）に対してそのつどの治療をすることである。ある病人が微熱、食欲不振、慢性的な咳や痰が生じたとき、解熱剤を与えたり、栄養剤を与えたり、転地療養させたりするのが対症療法である。これに対して、この人の病気は結核という疾患であると診断し、つまりその原因を結核菌によるものとし、ストレプトマイシンを使って結核菌の撲滅をはかるのが原因療法である。近代医学はこの原因療法を基本的にめざしている。ある病気（症状、病態）をある原因の結果と見、その原因を除去することによって病気を治すという戦略である。原因―結果のつながりは、手段―目的の裏返しだといわれる。この場合でいえば、結核菌―結核病という原因・結果関係をもとに、結核菌撲滅―結核病治癒という手段・目的関係が構想される。これは科学技術者がとる戦略にほかならない。

近代の科学技術の見方については、さらに次のようにいえる。近代の科学技術的世界観は、因果的決定論の立場を取るといえるが、また要素論的であるともいえる。つまり、自然を個々の要素に分け、そのうえで各要素間の因果的関連、あるいは同じことだが機械的（力学的、mechanical）関連を把握しようとする。近代医学もこの見方を取っている。よくいわれるように、漢方医学は患者の身体を、さらには心身を全体として捉えようとするのに対し、西洋近代医学は個々の器官の病気として見たり、特殊な病原菌をその原因として見たりする。後者はそうした分析、分解の立場を本領としている。もちろんなんでも分析して終りというわけではなく、分析したあと総合し、全体化することも忘れてはいない。けれどもこうした分析への志向が底流としてある。最近では、遺伝子レベルでの医学の発展がこの例である。従来の染色体の観察から分析のレベルをさらに一段深めて、現在ではヒトゲノムＤＮＡ塩基配列を読み取ることへと進んでいる。この解読がすぐに実用に結びつかないにしても、そうしたミクロのレベルでの解析やさらには操作が将来、医療にとっても重要な手段を提供しうるという確信に基づいて進められている。

　現代の医学・医療に対して、病人を診ずに病気を診ているといった批判がなされる。正しい批判とはいえ、そのさいに次のことを見落としてはならない。先のエイズについて考えてみよう。エイズがアメリカで蔓延しだしたとき、同性愛者や麻薬常習者に多くの感染者がみられたため、それが「不道徳」な人たちへの天罰、とまではいわないにしても「不道徳」な振る舞いが原因であるかのようにいわれたことがあった。けれども近代医学はそうした精神的な原因を問題にしないで、いわば物質的な原因を追究しようという志向がある。精神的なものを切り離したうえで、先にいった要素論的・機械論的方向で物質的な面を探る。そして病因追究の代表的な方法である病原菌探索により、首尾よく原因ウイルスを解明したのである。近代医学は病人よりも病気に注目することにより、成果を収めたといえる。こうした病気だけを注視する立場は今、たしかに問題とされなければならない。ただそのさい、近代以前に後戻りするのではなく、どのようにそれを超えたかたちで病人を診ることに復帰するかが問われなければならない。

医学はサイエンスではなくてアートでなければならない、といった主張もなされてきた。アートとはラテン語の ars から来ており、術とか技量と訳すことができる。現在の技術にあたることが含まれると同時に、芸術もまたアートである。アートとはそうした総合的な含みをもった術である。アートとしての医学を主張する人は、近代医学がサイエンスとして画期的な成果を収めたことを認めつつも、それが人間を全体として捉えることを忘れ、また人間の福祉といった本来の目的を忘れ、科学・技術に偏してしまうことを警告しているのであろう。そのさいに medicine の訳語として医学よりも医療をあてるべきだとも主張される。医学・医療の在り方を、あらためて考え直さなければならないのは確かである。

問題1　健康とはどういう状態か。自分なりにイメージを描いてみなさい。

問題2　同性愛者（ホモ・セクシャル）は、病気であるといえるのだろうか。あるいは病気とはいわないまでも多少とも異常であるということになるのだろうか。

問題3　エイズの場合の予防、診断、治療の関係を他の病気（たとえば、がんや結核）の場合と比較しなさい。病気によって予防、診断、治療の在り方、また比重の置き方はどうちがうだろうか。

第3章 生殖技術

1　生殖技術の発展・拡大

AIHとAID

生命倫理の個々の問題を見てゆくにあたって、とりあえず人の一生にそくして、誕生の問題から始めよう。我が国では最近では子どもはいらないと考える夫婦も少なくなく、少子化傾向が強まっている。それでも多数は子どもを望んでいる。そして不妊という状態がつづくと、医療の力を借りてでも子をもちたいと思う。このところの生殖技術の進歩はめざましい。ただしある種の生殖技術は、かなり以前からあった。人工授精がそれであり、これには二種類ある。配偶者間人工授精（artificial insemination with husband's semen = AIH）と非配偶者間人工授精（artificial insemination with donor's semen = AID）である。ともに高度の技術を要するものではない。ＡＩＨはなにかの理由で性交ができないとき、夫の精子が弱いながらもまだ授精能力のあるときなどにおこなわれる。これについても、人工的で不自然であるとか、夫婦間の事柄に他者が介入するという点で異論も生じうるが、問題は少ない。これに対し、ＡＩＤは不妊の原因が夫の側にありＡＩＨによる妊娠も不可能な場合、他人の精液の提供を受けておこなわれる。これにより生まれてくるのは、生物学的にいえば妻と他の男性とのあいだの子であり、精神的な負担は大きい。また、その子を嫡出子として届け出るのがふつうなので、法律的にも問題が多い。ＡＩＤによる子どもの誕生は、我が国では一九四九年が最初で、以来、一万人をはるかに超えているといわれ、アメリカでは一九八〇年代前半でもすでに三〇数万人といわれている。誰を提供者に選ぶかも問題であり、我が国では実際には医学生に提供してもらうことが多かったようだが、問題も出てきた。

体外受精

こうした従来からあった生殖技術、すなわち人工授精も倫理的に問題をはらんでいた。しかし、生殖技術が脚光をあび、また倫理問題がやかましく議論される大きなきっかけとなったのは、一九七八年イギリスでのルイーズ・ブラウンの誕生であった。ルイーズは、世界初の体外受精によって生まれた子である。体外受精は英語ではＩＶＦ（in vitro fertilization）といわれる。これはガラス（の容器）内での受精という意味である。体外受精の当初の主な適用対象は、妻の卵管に異常がある場合であった。そのため受精が不可能なとき、卵子を取り出して、体外で夫の精子と受精させる。そうしてできた胚が、八から一六に分割した頃、妻の子宮に戻して着床させる。あとは通常の妊娠と同じである。このように体外受精のあと子宮に胚移植（embryo transfer＝ET）することから、その処置まで含めて体外受精・胚移植（IVF・ET）ということもある。ルイーズが誕生したとき、「試験管ベビー」と騒がれた。受精が体外の試験管内（より正確にはガラス皿上）でなされ、あらたな生命が誕生するという意味ではまちがいとはいえない。しかしわずか二、三日で子宮に戻されるのであり、なにか試験管の中で胎児が成長してゆくような印象を与える「試験管ベビー」という表現は誤解を招く。そうした「人工子宮」は今のところ実現性は乏しい。

体外受精は、通常の夫婦間の不妊の解決に役立つ。当時、ふたつの問題点が指摘されていた。ひとつは、そうした性と生殖の領域に人間の技術が介入することに対する反発であり、もうひとつは、まだ未知で不確かなところの多い領域に踏み込むことの危険性である。後者についていえば、その後、特に大きな問題は指摘されておらず、医学的技法として定着したといってよい。我が国でも一九八三年に体外受精による最初の子が誕生している。そして国内での体外受精による出産は、一九九八年末ですでに累計で四七、〇〇〇人を超えている。その後増加をつづけ、二〇二〇年には累計で七七万人を超え、一三人に一人が体外受精で誕生している。生殖技術は、人に適用される以前に、畜産上の技術としての蓄積をもっていた。これが当初からの安定した技術の確立に、寄与したものと思われる。前者についてはどうであろうか。体外受精は初期の例のように通常の夫婦間の不妊に用いられるかぎり、倫理的問題は少ない。またＡＩＤなどの生殖技術で出てくるような、法律上の問題も生じない。当時みられた反発は過剰なものだったという気がしてくる。種痘法であれ輸血法であれ、人々の「偏見」や「迷妄」を克服するなかで確立されてきた。当時の反発も偏見の産物ではないだろうか。だが、その反発にはあるていど根拠はあった、といわざるをえない。体外受精の成功は、その後の生殖技術の急速な発展・拡大を切り開くものであったからである。現在、この分野は生殖補助技術（assisted reproductive technology=ART）、あるいは日本語としてはむしろ生殖補助医療ということばで総称され、広く普及している。

その後の展開

その後の状況を少し眺めてみよう。ルイーズは新しい生殖技術によって生まれたとはいえ、父親の精子と母親の卵子によるものであり、生物学的にはこの両親の子である。また体外で受精したとはいえ、まもなく母親の子宮に戻されてそこで着床し、月満ちて生まれた。しかし、ここで精子、卵子、母胎を任意に設定することも技術的に可能となった。他人の精子を用いるのは、すでにＡＩＤにおいてみられた。ここではさらに、他人の卵子を用いることもできる。ただしその場合は、体外受精よりも、第三者の女性の体内で受精させるほうが簡単である。夫婦に由来する胚を第三者の女性に移植する、いわゆる借り腹による方法もある。こうして、精子・卵子の出所、受精の場所（体内、体外）、胎生の場所（母、第三者）について、いく通りもの選択肢が生ずる。子をどうしても得たいという夫婦にとっては朗報かもしれないが、種々の倫理的、法的問題が生じざるをえない。そのため、この種の生殖技術は、アメリカとちがって日本では夫婦間による体外受精などに限定して認められており、全面的解禁はされていない。

そうした制限を設けている我が国でも、生殖技術の発達の影響は大きい。精子、卵子、胚の凍結保存技術の確立は、さらに生殖の幅を広げた。これによれば、世代的にひどくかけ離れた男女間の子の誕生も可能となる。また、これまでの胎児診断から一歩進んで、胚の診断技術も開発されてきている。それにより、体外受精によって得られた複数の胚のうち、望ましいものを選別して母体に入れることができる。こうした選別には倫理的に問題は残らないだろうか。

生殖技術の周辺でも問題が生じている。精子や卵子が体外受精との関係で、容易に入手可能となり、操作の対象となった。もしこれをかってに受精させて実験したらどうであろう。今の技術では、体外である程度以上に生長させることはできない。とはいえ、受精の瞬間から人となると見るキリスト教カトリックの立場にたてば、これは重大な犯罪になりうるし、胚を死なせれば殺人罪にあたることになる。そこまではいわないにしても、生殖医療とは関係なく胚、あるいは精子、卵子を操作することは認めないのが原則となろう。ただし、生殖医療をより確かなものにするためは、それらを対象にしてあるていどの実験も必要になってくる。そこで次のような議論も出てくる。つまり、かってに受精させてその胚を実験対象とするのは許されないが、生殖医療の過程で生ずる余剰胚は、ある条件下で実験対象としてよい、というものである。体外受精によって得た胚を母体に戻すような場合、複数の胚を得て、一部を予備とするのが通例である。無事に初回で成功すれば、それらは必要なくなり、余剰の胚ということになる。高度医療を支える医学研究の必要からいえば、これらを実験対象とすることもやむをえないかもしれない。ここに倫理的な問いが生ずる。余剰胚を実験に用いてよいか。よいとした場合、どういう条件を課すべきか。生殖技術の発展は、この種の多様な倫理問題を引き起こすことになる。

2　倫理問題への対応

医療におけるこうした問題に、私たちはいつも敏感でなければならない。とりわけ新しい技術が、新しい分野が、急速に開けてゆくときはそうであり、暴走や逸脱に歯止めをかけることがしばしば必要になってくる。そしてその前提となる指針作りも重要である。これは法律や判例、官庁の出す政令や省令によって示すこともできる。また学会や職業団体（たとえば医師会）によって提起されることもある。さらには国際的な条約や声明となって表れることもあろう。しかし、いずれの場合もその前提として、入り組んだ問題を解きほぐし、民意を問いながら指針を出していく委員会のようなものが有効に機能するのが望ましい。それはよくありがちな、政府機関によってお膳立てされて形式的に審議して答申を出すような類の審議会であってはならない。生命倫理の分野で、価値ある働きを示したとして評価されるものにアメリカ大統領委員会、正式には「医学および生命医学・行動科学研究における倫理問題検討のための大統領委員会」（一九七九―八三年）がある。医学の専門家以外に様々の分野から委員が任命され、調査・研究するとともに、公開討論を重ねた。そして一一の報告書を出した。テーマは死の定義や延命医療の在り方、研究被験者の保護、遺伝性疾患のスクリーニングとカウンセリング、医療における意思決定など、多岐にわたっていた。

「ウォーノック報告」

生殖技術にかんして、こうした役割を果たして影響力をもったのは、イギリスのウォーノック委員会であった。最初の体外受精に成功したイギリスにおいて、一九八二年に哲学者メアリー・ウォーノックを長とする委員会が設けられた。その役割は「ヒトの受精と発生学にかかわる医療と科学の最近の、また今後予想される発展」を検討し、「そうした発展の社会的、倫理的、法的意味をも考慮しながら、どのような政策、保護対策がとられるべきか」を検討することにあった。そして一九八四年に勧告書、いわゆる「ウォーノック報告」が出された。その内容を簡単に見ておこう。

この報告では、始まってまもないＩＶＦと、以前からおこなわれていたＡＩＤを主として取り上げ、それらの実施にあたっての指針、またそれらの実施から派生する問題を検討している。報告は条件つきでそれらの研究や臨床応用を認めている。そのさい注目されるのは、それらを管理してゆくために、法律に基づいた許認可機関を設立すべきだと考えていることである。ＡＩＤやＩＶＦは、この機関の規制を受けながら、実施することが認められる。その機関で個々のケースについて検討されることにもなるが、報告では次のような指針を示している。精子のみならず卵子の提供も認めているものの、（他人の子宮内で受精させた）胚移植や借り腹は認めない。臨床において精子・卵子・胚の取り扱いについては、次のように規制している。余剰胚については、一四日を越えて生長させてはならない。凍結保存については、技術レベルを考慮して現段階では凍結精子にかんしてはその使用を認め、凍結卵子にかんしては認めず、凍結胚にかんしては許認可機関の監督のもとでならよいとしている。民法上の問題にもふれている。多様な生殖形態から生ずる親権や相続権の問題、また凍結保存されている胚、また精子・卵子の所有権の問題を論じている。基礎研究上の問題にもふれていて、たとえば一四日を越えた胚の研究は禁止し、一四日以内のものについては許認可の対象としている。またヒトを含む異種間受精やヒト胚を異種の子宮に移すことなどをかってにおこなうことは、犯罪であるとしている。

生殖技術と法的措置

一九八〇年代の中頃には、生殖の方法が種々の仕方で多様化するなかで、トラブルも出てくる。アメリカで裁判に持ち込まれた「ベビーM事件」が知られている。これは代理母にかんするものである。一九八五年のこと、S夫妻は家庭婦人Wと代理母の契約をした。夫Sの精子をWの子宮に注入するといった、方法としては単純な人工授精による出産であった。Wは諸費用を含めて一万ドルを受け取るものとされた。翌年、ぶじに女児Mを出産したが、Wはこの女児をS夫妻に渡したがらず、裁判になったのである。下級審では代理母契約を有効とし、S夫妻に女児を渡すよう命じた。上訴を受けてのニュージャージー州最高裁判所の判決（一九八八年）は、この代理母契約を無効であるとした。この契約は養子縁組契約であり、それがあらかじめ変更不可能とされている点、金銭がからんでいる点で違法であると判断したのである。結論として生物学的父（夫S）への保護養育権の譲渡は認めたものの、生物学的母（W）の親権停止に疑義を表明した。子どもの欲しい夫婦にはよい方法かもしれないが、代理母はこのような問題を抱えることにもなる。代理母には、夫の精子と妻の卵子を受精させて得られた胚を第三者の女性に移植するかたちの代理母、いわゆる借り腹の方法もある。

新しい生殖技術にあって、精子、卵子、胚の扱いが問題になる。凍結法により、長期の保存が可能になった。そしてアメリカでは精子銀行といったものまで出現している。そしてより「優秀」な精子（知能が高く、容姿端麗な人の精子）を買い取って、人工授精や体外受精により出産する女性も出てきているようである。こうしたことがごく例外的なものにとどまっているうちはまだしも、一般化することに危惧を抱く人は多いと思う。さらに次のような方法も話題になった。卵子提供について、成人女性のみならず、死亡した女性（子どもでもよい）や、はては中絶胎児から卵子の提供を受けることの是非である。生殖技術を見てゆくと、生物学的には問題のないかたちで、かなりのことを技術的に実施できることが明らかになってくる。やはりどこかで線を引き、規制せざるをえない。

イギリスでは「ウォーノック報告」を受け、またその後の状況を考慮し、一九九〇年には「ヒトの受精および胎生学にかんする法律」を公布し、この問題に対してくわしく規定している。ドイツも同じ年に「胚保護法」を公布した。日本では、法律により規制することに消極的である。

クローン技術

一九九七年の初め、クローン羊誕生のニュースが世界をかけめぐった（ウィルマット、キャンベルらの『ネイチャー』第三八五号、一九九七年二月二七日の論文で正式発表された）。クローンとは小枝を意味するギリシャ語から来ている。生物学では、クローンとは「無性的な生殖によって生じた遺伝子型を同じくする生物集団」と定義される。「遺伝子型を同じくする」というかぎりでは、一卵性双生児もそうである。クローンはしかし、遺伝的な父親または母親のいわばコピー（複製）として誕生した個体ないし集団のことをいっている。ドリーと名づけられたクローン羊は、核を除去した未受精卵に乳腺由来の核を移植することによって誕生した。ドリーは母親羊のコピーといえる。この方法では、片親のみからその片親のコピーが、しかもその体細胞から誕生することになる（この場合、もはや親ということばもなじまないかもしれない）。この研究がなされたスコットランドのロスリン研究所はもともと、畜産と、動物を用いる医学・薬学産業の基礎研究としてこうした試みをおこなってきたのであり、ヒトの生殖技術としてではなかった。しかし、こうした実験研究がヒトの生殖に十分応用できる可能性があることは明らかである。クローン技術は究極の生殖技術になりうるかもしれない。

現在、世界各国で矢つぎばやに、こうしたクローン技術をヒトに応用すること、さらにはヒトへの応用研究をすることも禁止ないし規制する方針を打ち出している。この判断は妥当と思われるが、こうしたバイオテクノロジーはひじょうに多面的な性格をもっているので、今後の展開を正しく把握してゆく必要がある。

3　日本の状況

日本産科婦人科学会の「会告」

さて、クローン技術はともかくとして、我が国でも体外受精をはじめとし、新しい生殖技術への取り組みがなされている。それを認めるか、認めるとしてもどのような条件が必要かが、議論とならざるをえない。けれどもこの問題で、国民に開かれたかたちで大がかりな議論はされてこなかった。ではどのようにしてその指針が示されてきたのであろうか。それに大きくかかわってきたものに、日本産科婦人科学会の出す「会告」があった。この学会は生殖技術の進歩がもたらす倫理問題に、会告をもって対応してきた。我が国初の体外受精による子が誕生した一九八三年に、学会は最初の会告「『体外受精・胚移植』に関する見解」〔後出②に至る会告〕を出した。以来、「『体外受精・胚移植の臨床実施』の『登録報告制』について」（一九八六年）〔後出①に至る会告〕、「顕微受精法の臨床実施に関する見解」（一九九二年）〔後出③に至る会告〕、「XY精子選別におけるパーコール使用の安全性に対する見解」（一九九四年）、「『非配偶者間人工授精と精子提供』に関する見解」（一九九七年）〔後出⑥に至る会告〕を出して、我が国における生殖技術にかかわる倫理指針を示してきた。それらを年代順に見てゆくと、新しい生殖技術が直面した倫理問題の内容を通覧できる。パーコール使用については最初、一部について認めていたのが（一九八六年の会告）、その後、見合せたものの（一九九四年の会告）、けっきょく現場に任せる（二〇〇六年の会告）というように方針変更を重ねた例もある。二〇二三年一月において通用している会告を以下に列挙する（列挙の順序は日本産科婦人科学会の文書に従った）。改定にあたっては表題はそのままの場合と、表題を変えている場合がある。学会はこれらの会告を、必要に応じて改定してゆく意思を表明している。

①　生殖補助医療実施医療機関の登録と報告に関する見解　二〇二二年三月改定
②　体外受精・胚移植に関する見解　二〇二二年六月改定
③　顕微授精に関する見解　二〇二二年六月改定
④　ヒト胚および卵子の凍結保存と移植に関する見解　二〇二二年六月改定

⑤　医学的適応による未受精卵子、胚（受精卵）および卵巣組織の凍結・保存に関する見解　二〇二二年六月改定

⑥　提供精子を用いた人工授精に関する見解／考え方　二〇一五年六月改定

⑦　生殖補助医療における多胎妊娠防止に関する見解　二〇〇八年四月

⑧　精子の凍結保存に関する見解　二〇二二年六月改定

⑨　「体外受精・胚移植に関する見解」および「ヒト胚および卵子の凍結保存と移植に関する見解」における「婚姻」の削除について　二〇一四年六月

⑩　「XY精子選別におけるパーコール使用の安全性に対する見解」の削除について　二〇〇六年四月

⑪　ヒト精子・卵子・受精卵を取り扱う研究に関する見解　二〇一三年六月改定

⑫　「ヒト精子・卵子・受精卵を取り扱う研究」の実施に関する細則　二〇二二年三月改定

⑬　ヒトの体外受精・胚移植の臨床応用の範囲についての見解／解説　一九九八年一〇月

⑭　「重篤な遺伝性疾患を対象とした着床前遺伝学的検査」に関する見解／細則　二〇二二年一月・六月改定

⑮　不妊症および不育症を対象とした着床前遺伝学的検査に関する見解　二〇二二年一月

⑯　不妊症および不育症を対象とした着床前胚染色体異数性検査（PGT－A）に関する細則　二〇二二年一月

⑰　不妊症および不育症を対象とした着床前胚染色体構造異常検査（PGT－SR）に関する細則　二〇二二年一月

⑱　死亡した胎児・新生児の臓器等を研究に用いることの是非や許容範囲についての見解／解説　一九八七年一月・二〇〇一年十二月解説追加
⑲　出生前に行われる遺伝学的検査および診断に関する見解　二〇一三年六月改定
⑳　代理懐胎に関する見解／考え方　二〇〇三年四月
㉑　胚提供による生殖補助医療に関する見解／考え方　二〇〇四年四月

これにより、新しい生殖技術がもたらした倫理問題をあるていど概観できる。新しい技術に直接かかわる問題のほか、新しい検査法、選別法がもたらす事柄、生殖技術にかんする研究やそこから派生する研究上の事柄がある。加えて、従来からあった人工授精と、体外受精・胚移植の方法のはざまで生じている人間関係に深くかかわる問題もある。以下でこれらの会告を、同学会による解説文なども参照しつつ見てゆこう。

「会告」の内容

②では、当初の会告（一九八三年）では体外受精・胚移植の技術を不妊の治療に限定し、しかも最後の手段と位置づけていたが、改定により不妊の治療に限定せず、また最後の手段といった限定はやめている（⑬も参照）。被実施者は正式の夫婦にかぎっていたが、夫婦という限定は変えていないものの、事実上の夫婦であれば容認する姿勢に転じている（⑨、参照）。また生命倫理の基本に基づくべきこと、遺伝子操作はおこなわないことをうたっている。この方法をはじめ、生殖補助医療の実施を学会の監督下におくために、①のように登録や報告を義務づけている。

③、④、⑧は「体外受精・胚移植」技術のその後の発達に対応するものである。体外受精・胚移植のさいには当然、精子、卵子、胚は操作の対象になる。そして体外受精の場合、予備も含めて複数の胚を得るのがふつうである。それらをどのような基準で扱ったらよいのか。精子、卵子、胚の冷凍保存技術が開発され、長期の保存が可能になった。それらを自由に長期に保存し、好きなときに取り出して使用してよいのか。④では精子、卵子、胚についてはある程度の操作の対象としてよいと考える。したがって卵子、胚は凍結保存してよい。しかし、混乱を避けるため、胚の保存期間を被実施者夫婦の婚姻継続期間にかぎり、そして女性の生殖年齢を超えないものとしている。卵子についても女性の生殖年齢を超えないものとしている。⑧には、凍結精子は本人が死亡した場合、廃棄するという規定がある。⑧と⑤では、悪性腫瘍の治療によって生じうる支障に備えて、精子や卵子、卵巣組織を採取・凍結保存する方法を医療行為として認めるとしている。③の顕微受精とは、顕微的に卵細胞質内に精子を注入する方法などである。精子過少症や精子無力症の場合に有効である。この適用の基準が示されている。⑦は生殖技術の導入によって増加した多胎妊娠を防ぐ方策を述べ、移植する胚は原則として一つとすべきだとしている。

生殖技術の発達にともなって、新しい検査法・選別法も開発される。⑲では胎児診断などを取り上げている。この種の診断は、異常がみつかっても多くは有効な対策がなく、選択的中絶につながりかねない。侵襲的な診断も多く、配慮が必要である。また遺伝学的診断では十分な遺伝カウンセリングを求めている。⑭は究極の出生前診断というべき着床前診断を特に取り上げている。受精卵（胚）の段階で診断しようとするものである（すでに⑬で、体外受精・胚移植の技術を不妊治療以外に臨床応用することを認めていた）。ただし、「本法を希望する夫婦の両者またはいずれかが、重篤な遺伝性疾患児が出生する可能性のある遺伝子変異または染色体異常を保因する場合に限られる」。（出生前診断については、第6章、第10章でふれる。）⑮、⑯、⑰は、不妊症および不育症に悩む夫婦が、妊娠の可能性を高めたり、流産を防ぐ目的で実施される着床前遺伝学的検査を実施する方向を探るものである。

さて、これら生殖技術を支える基礎的研究もまた重要となる。⑪では、ヒトの精子・卵子・受精卵の研究は、生殖医学研究の発展と生殖医療における安全で有効な診断・治療法開発のために不可欠であるとしている。そのために、それらを研究材料として提供してもらうことになるが、提供者の安全と権利・利益を守り、十分な説明をおこなわなければならない。⑱においては、死亡した胎児・新生児の臓器等を用いることについての見解を示している。必要最小限にすべきこと、親権者の許可を得ること、プライバシーを守ることなどを求めている。

最後に人間関係にかかわる、議論の多い問題がある。⑥は体外受精の始まるずっと前からおこなわれていたＡＩＤについてのものである。婚姻している夫婦が対象であること、プライバシーの尊重を確認している。それとともに精子提供者は匿名としつつも、提供者の記録は保存するとしている。営利目的での提供は禁止している。⑳では代理懐胎、すなわち代理母を用いる方法にふれ、これを実施すべきではないとし、㉑では第三者由来の胚提供を受けて移植する方法は認めないとしている。両者ともに家族関係の複雑化、生まれてくる子の抱える問題などを理由にあげている。

「会告」の問題点

これら会告は、専門的医師集団による自己規制という性格をもつ。もちろん「ウォーノック報告」はじめ、国内外の意見を参照しつつまとめたものであろうし、そのさい、日本の国情も考慮している。「日本の社会通念」に従い、欧米で試み始められている胚提供や代理母は認めない方針をとっている。このような会告の趣旨は、それなりに評価してよい。ただ、これらの問題に対する指針を専門的医師集団内部で処理してよいかどうか、疑問は残る。一般人をまじえて、公開で議論を深めることも必要である。「ウォーノック報告」では許認可機関の設置を勧めているが、これは学会が担当するのではない。その機関には専門家以外の人々の参加を求め、委員長は専門家以外の者を任命すべきだとしている。また会告には原理的考察が乏しい。それをせずに、無用な対立を避けて一致点を探るという知恵なのかもしれない。それにしても生殖技術の発展は急速で、慎重に対処してゆかなくてはならない。すでに国としてもこの問題に取り組み始めている。旧厚生省に専門委員会を置き、生殖技術にかかわる報告書（二〇〇〇年十二月）を出しており、厚生労働省になってからも報告書を出した（二〇〇三年四月）。他方、日本学術会議も検討委員会を設けて報告書をまとめている（二〇〇八年四月）。しかしその後の議論は活発とはいえない。

二〇二〇年十二月になって「生殖補助医療の提供等及びこれにより出生した子の親子関係に関する民法の特例に関する法律」が成立・公布された。これはＡＩＤにかかわることについて定めている。「女性が自己以外の女性の卵子（その卵子に由来する胚を含む。）を用いた生殖医療による子を懐胎し、出産したときは、その出産をした女性をその子の母とする」（第九条）とし、また「妻が、夫の同意を得て、夫以外の男性の精子（その精子に由来する胚を含む。）を用いた生殖補助医療により懐胎した子については、夫は……その子が摘出であることを否認することはできない」（第一〇条）としている。学会の会告等では、学会除名といった措置はできても、限界はある。法律の制定を求める声も強かった。ただし、今後、その方向に進むかというとそう簡単ではない。この法律において、今後、こうした法制上の措置等により、適正化を計ってゆくとうたっており、二年を目途として検討をしてゆくとしている。検討はつづいているのであろうが、いまのところ、めだった動きはない。ＡＩＤについては、これまで精子提供者の匿名性はしっかりと護られていた。しかし、いまそうして生まれた子の、生物学的父親を知る権利もまた重要であるという主張が強くなってきた。そこで病院側がそれを開示する可能性があると表明したところ提供者が激減し、ＡＩＤの新規受入れを中止する例も現に起きている。こうした問題をしっかりと整理することが求められている。

生殖補助医療は、技術的にはかなりのことが可能であっても、その技術の適用を倫理的観点から抑制する傾向が強い医療の領域であるといえる。そのため、当事者にどうしてその技術を享受できないのかとの不満、さらには怒りを呼び起こすこともある。他方でしかし、当初、安全性の問題以外に、生殖の領域に技術的・人為的方法が導入されることに対する違和感や不信感が強かったことも想起しなければならない。こうした問題を整理し、妥当な方向を見出してゆくのは生命倫理学のだいじな任務である。

問題１　ＡＩＤは我が国では戦後、かなりの数で実施されてきた。この方法の問題点を検討しなさい。結論として、この方法を支持するか否かを述べなさい。

問題２　男女の産み分け技術が開発されてきた。男女の産み分けは許されるだろうか。許されるとしたら、どのような場合か。

問題３　新しい生殖技術の倫理問題に、学会の会告というかたちで対応している我が国の状況について、その是非を検討しなさい。

第4章 移植医療

1 脳死

先端医療のもたらす倫理問題は、生命倫理学の主要なテーマである。すでに生殖技術のところでその一端にふれた。ここでは特に我が国において活発な議論が戦わされ、関心を呼んできた脳死・臓器移植を中心とする移植医療について見てゆきたい。脳死体からの臓器移植は、移植医療の重要な部分をなしている。かつては心臓とならんで脳死・臓器移植の代表例と目されていた肝臓移植では、生体部分肝移植が定着してきている。特に脳死体からの臓器移植が長いこと認められなかった我が国で、その技術が磨かれた。とはいえ、脳死・臓器移植の価値がうすれたわけではなく、このところ肺移植などでも成果をあげてきている。我が国では一九九七年十月に「臓器の移植に関する法律」が施行された。施行にいたるまでの長い議論のなかで大きな焦点となったのは、脳死を人の死として認めるかどうかということであった。死の問題はのちにあらためて取り上げるが、脳死の議論にかかわるかぎりで、ここで多少ふれておきたい。

死と脳死

死というのは、ひとつの過程であるといえる。生きてはいても死んだも同然に見えるような状態もある。逆に、ふつう死んだとされる状態でも、まだその「死体」の各部分の細胞の多くは生きている。そして当人は死んでも髪の毛や爪はのびるので、気味悪がられたりする。それで、どの時点で死と判定するかは難しいものの、その社会での一応の了解があり、それに従っていて通常はあまり問題が生じない。古くは息をしていること、心拍があることが大きな目印となっていた。とはいえ、このふたつの停止があれば、それですぐ死んだと割り切って考えていたわけではない。死はじょじょに具体化していくのであって、たとえば我が国の仏式の葬式儀礼を考えてみればよい。その中身についてはもうあまり自覚することもなくなってきたが、初七日とか四十九日とかを経て死者として確定されてくるともいえる。もっとも、死の判定ということでいえば、動かなくなり、しだいに土色になっていく体がそこにあり、そして医師の「ご臨終です」ということば、そして死亡時刻の確認をもって死んだものと現代の私たちはみなしている。そのさい医師は何を基準としているかというと、死の三徴候といわれる、呼吸停止、心拍停止、瞳孔散大である。ごくまれに死んだとされる人が生き返ったという話を聞くけれども、死を確認したあとも死体の二四時間の保存義務（「墓地、埋葬等に関する法律」第三条で、埋葬、火葬は死後二四時間経過してからおこなうものとしている）に従うので、そうした例外にも通常は対処できる。

一九六〇年代末から、いわゆる脳死をめぐる議論が活発になってきた。脳死状態が表面化したのは、あとで述べるように人工呼吸器などの生命維持装置の普及によっている。しかしこれが大きな論争点になったのは、脳死体の臓器の移植問題があったことによる。すでに欧米では、脳死と臓器移植の問題は八〇年代には一応の決着をみている。たとえばエンゲルハートの『バイオエシックスの基礎づけ』（一九八六年）でも、脳死についてはふれられているものの、臓器移植の是非は話題になっていない。日本では、「臓器の移植に関する法律」によって当面の決着がはかられた。この法律は脳死と臓器移植に対する見方について、最小限のことしか述べていない。問題の所在を知るには、この法律を作るさいの前提となった答申を参照するのがよい。すなわち、内閣総理大臣の諮問機関「臨時脳死及び臓器移植調査会」による答申「脳死及び臓器移植に関する重要事項について」（一九九二年一月）である。この答申は思想的前提にも立ち入り、少数意見も付記するなど、従来のこの種の答申にくらべれば、質の高いものとなっている。

いわゆる「脳死」が人の死といえるかどうかが問題になるが、それを考えるためには、脳の位置と役割が明らかにされなければならない。脳は人に特有な思考能力、また感情を司る器官であり、さらに根底的には意識や感覚を成り立たせている。答申ではしかし、それと並んで脳のもつ身体各部の統合機能に着目している。脳死とはこのふたつの機能が失われた状態である。それゆえ、前者の機能がたとえ不可逆的に失われたとしても、脳幹の機能が失われておらず個体の統合が継続している状態、いわゆる「植物状態」は、脳死とははっきり区別されるとしている。けれども、両方の機能がともに失われている脳死の状態に至ったなら、その人はもはや「人の生」を保っているとはいえないのではないか、死んだものとみなしてよいのではないか、と答申（の多数意見）は考える。

脳死の判定

それでは、脳死であるという判定は、どのようにして可能なのであろうか。脳死状態の脳は、もう組織が壊れてどろどろになってきているといわれる。しかし、まさか、頭を開いて確かめるわけにはいかない。ごく素朴には、意識があるか、痛みに対して反応があるか、自発呼吸があるかなどが脳の状態を知る手がかりになるが、それをもっと厳密にした科学的基準が必要である。我が国では、種々の考察を踏まえ、また欧米の基準を参考にして、一九八五年に厚生省厚生科学研究費特別研究事業・脳死に関する研究班の「脳死の判定指針および判定基準」が出された。そこで示された脳死判定基準（責任者の名前をとって「竹内基準」と略称される）が現在我が国で、権威をもっている。そこには、脳死判定の対象となりうる例をあげ、それに対して深昏睡・自発呼吸の消失・瞳孔の散大・脳幹反射の消失・平坦脳波・不可逆性、のそれぞれを確認することによる、判定基準が定められている。答申では、まだ改良の余地はあるにしても、この基準で大きな問題はないと考えている。

脳死については、全脳死説（脳全体の死をもって脳死とする）、脳幹死説（呼吸や心拍機能など身体を統合する機能をもつ脳幹が死ねば脳死と考えてよいとする）、大脳死説（意識、感覚等の人間の基本的働きを司る大脳が死ねば脳死と考えてよいとする）の三つに分けられることがある。大脳死説を認めると植物状態も脳死とされかねず、支持する人は少ない。他方、イギリスなどでは脳幹死をもって脳死としてよいとする基準が示されている。我が国では全脳死説が主流であり、脳の構造と機能がまだ十分には解明されていない現在、全脳死説が妥当といえる。

脳死と植物状態

脳死状態となると、人はいずれにしてもまもなく（従来の意味での）死に至る。答申によれば、多くの場合、数日以内にである。少数意見はこれに反論して、二〇〇日も脳死状態がつづいた例すらあるといっている。これも植物状態の場合にくらべれば、けっして長いとはいえず、せいぜいそのていどの期間という言い方もできる。医療の現場でみれば、対応の難しいのは、植物状態のほうである。植物状態とは、医学的には大脳皮質の新皮質や辺縁皮質の機能が遮断されるか脱落した状態と説明される。交通事故や脳卒中などにより、この状態に陥り、脳死とはちがい何年もこの状態がつづくことがしばしばである。この状態にある患者をどのように治療・看護するかは大きな問題である（植物状態については第7章も参照）。ところがこうした植物状態よりも脳死状態のほうが活発な議論を呼んだのは、臓器移植がからんでいるからである。人が生きていくにあたって、心臓と肺、それに脳が特に重要な器官といえる。従来、心・肺等の機能停止と、脳の機能停止は並行して、あるいは連続して起こった。ところが、最近では人工呼吸器のような生命維持装置により、脳の機能が停止したのち、多少の期間（右でふれたように答申多数意見によれば数日程度、少数意見によれば二〇〇日におよぶ場合もある）をおいてはじめて、心・肺等の機能停止に至るケースがでてくる。この間隙をぬって、有効な臓器移植をしようという期待がもたれるのであり、ここに脳死と臓器移植が結びつく理由がある。

2　臓器移植

様々な臓器移植

臓器移植ということでいえば、脳死体からの臓器移植はその一部にしかすぎない。そこで、まず臓器移植全般について概観しておきたい。他人の臓器を移植して患者の回復をはかるという方法には、ふたつの壁がある。ひとつは移植にともなう外科的技術の壁であり、もうひとつは免疫学上の壁である。それゆえ、移植が現実の問題になってきたのはこの一〇〇年ぐらいのことである。特にあとの壁を乗り越える可能性が出てきたのは、せいぜい第二次大戦後のことである。首尾よく臓器を移植できても、その患者のもつ免疫作用により、そうした他人の臓器＝異物を拒絶しようとする。これが防げないと移植医療は効力を失う。

そしてもちろん、臓器を与える側（ドナー）の問題がある。たとえ本人がいま自分の臓器を与えると申し出ても、それがその人に重大な障害を与えるのであれば認めるわけにはいかない。そこで考えられるのは、死体からの移植である。これも安易にすべきではないが、生体からの移植にくらべれば、はるかに問題が少ないことは確かである。もちろん死体なら自由に利用してよいことにはならない。死体はたんなる物ではなく、法律的にも保護されている（たとえば、「刑法」第一九〇条の死体遺棄等に対する処罰）。移植が認められるとしても、しかるべき手続きを経なければならないのはもちろんである。我が国において、この点で以前から法律的に明確になっていたのは、角膜と腎臓の移植である。臓器というにはあたらないにしても、眼の角膜の移植については、すでに一九五八年の「角膜移植に関する法律」があった。さらに一九七九年には「角膜及び腎臓の移植に関する法律」として制定しなおされた。これは移植のために「死体から眼球又は腎臓を摘出すること等につき必要な事項を規定する」ものであった（この法律は「臓器の移植に関する法律」に統合され、同法施行にともない廃止された）。

腎臓については死体からのものでも有効であるとはいえ、生体からのものにくらべてかなり劣る。さらに肝臓、心臓になると、生体からのものでなければむずかしい。腎臓については臓器がふたつあるため、ひとつをとってもそれほどの不都合はない。そのため近親者が生体腎のドナーになる移植がおこなわれてきた。データによると、我が国の腎移植の八割ていどは生体腎移植となっている。肝臓の場合、死体肝移植はほとんど不可能であり、また腎臓とちがってひとつしかない。そこで我が国で一九八九年以来試み始められているのは、生体部分肝移植である。これはその前年ブラジルではじめて試みられ、二例めがオーストラリア、三例めが我が国の島根医科大学で試みられた。父の肝臓の一部が子に移植された。肝臓は復元力があり、一部を切除してもあとで回復し、支障はないといわれる。この我が国最初の生体部分肝移植は失敗したが、その後、他の大学病院でも実施された。二〇〇二年にすでに我が国で二〇〇〇例を越え、生体腎移植とならんで定着しており、毎年四〇〇例ほど実施されている。

生体からの臓器移植には問題が多い。健康な人にメスを入れることになる。ドナーの健康にとってけっしてよいわけはなく、それほど支障はないといわれながらも未知数の部分もある。そうした移植を認める法律はなく、違法性も疑われる。「臓器の移植に関する法律」は死体、脳死体からの移植について定めているだけである。もちろん医療において、立法化しなければなにもできないというわけではない。医療の本来の趣旨にかなっていれば、違法性も阻却されることがある。生体腎、生体肝の移植は、患者の死に瀕した困難な状況、ドナーがたいてい近親者であり患者の健康回復を心から願っていることを考えれば、これを認めるべきかもしれない。とはいえ、医療全体のなかでどのように位置づけるのか、慎重な検討が必要である。

脳死体からの臓器移植

さて、右で見たように、肝臓は生体肝でなくては移植はほとんど不可能である。腎臓については死体腎でも可能であるが、その効果からいえば生体腎が望ましい。とはいえ、我が国でおこなわれている近親者からの生体部分肝移植、生体腎移植も問題が多い。そこで注目されるのが脳死者の臓器である。心臓移植は脳死者の心臓に頼る以外に、方法はない。一九六七年、南アフリカでバーナードが初めて試みた。我が国では一度おこなわれたものの（一九六八年、札幌医科大学）問題が多く、その後、三〇年以上とだえてしまった。

脳死状態にあっては、「脳は死んでいるが臓器は生きている」といってもよい状況にある。そうした脳死者はまもなく心肺機能も停止して通常の死に至る。しかし、人工呼吸器等を用いて心肺機能を維持し、また栄養と水分の補給をつづければ、身体はさらに数日ていどは生きた状態を保つことができる。そこでもしこうした脳死状態にある者をすでに個体として死を迎えた者とみなすことで合意できれば、いわば死者から生体臓器を得ることができる。

さて、こうした事情を踏まえて、我が国も欧米と同じく脳死を死として認め、脳死体からの臓器移植を進めるべきであろうか。これについて先の「臨時脳死及び臓器移植調査会」答申の出した結論をみておきたい。脳死体からの臓器移植を容認する方向がそこで示されている。しかし、この答申が少数意見併記というかたちをとっていることもあり、その根拠をめぐる争点も浮かび上がっている。ここでふたつの争点、すなわち、第一に脳死＝人の死か、第二に脳死体からの臓器移植はそもそも適切な医療か、が重要になる。

答申（の多数意見）は脳死を「人の死」として見てよいと考えた。脳は意識・感覚等の脳に固有な機能、および身体各部を統合する機能をもっている。この両機能が脳死によって不可逆的に失われるなら、医学的・生物学的にはもはや「人の生」とはいいがたい。それゆえ医学的には脳死を人の死とみなしてよいと答申はいう。さらに社会的・法的にもそう考えてよい。ただし脳死を人の死と考える見方には感情面で違和感もあろうし、国民の理解の深まりが必要である。これに対し、少数意見は、多数派の意見は近代の二元論的哲学に根ざしたものだと批判する。そして生命を有機的統一体と見、それを脳が司っているとするのは根拠に乏しいという。よって脳死は人の死とはいえない。ここで両者の意見は平行線をたどってしまう。

次に脳死体からの臓器移植についてである。人工臓器に将来とも多くを期待できない状況では、そして生体からの臓器移植も問題をはらんでいるゆえに、十分な配慮のもとにこれを認めてゆくべきだと答申は考えた。少数派の意見も結論的にはこれを認める。ただし、その根拠はおのずと異なる。少数派は臓器移植を医学の本道からはずれていると見ている。けれどもその方法が患者の命を保つ方法として有効である以上、これに反対しない。脳死は人の死ではないが、かぎりなく死に近いことは確かであり、本人に贈与の意思が強くあったのならこれを妨げる理由はないという。そうした行為は、キリスト教の愛の行為、仏教の菩薩行にも通ずるものである。こうして結論的にいえば、脳死体からの臓器移植容認ということで意見の一致がみられる。ただし、少数派によればこれは違法性の阻却のレベルで容認されることになる。

3　移植医療の現状と問題点

「臓器の移植に関する法律」

答申は対立点を抱えていたものの、臓器移植容認の方向は示された。とはいえ、その後も賛否両論が入り乱れた。答申から五年以上たち、しかも最後までもつれたあと一九九七年半ばに国会を通過したのが「臓器の移植に関する法律」である。このなかで脳死体からの移植も認められた。しかし、脳死をもって人の死とするという規定はない。死体からの臓器移植にあたって、脳死体もこの死体のなかに含めるという表現がとられている。臓器移植にかかわる場合には、脳死を人の死とみなすということであろう。そして脳死判定は厚生省令によるものとするとあるが、厚生省令「臓器の移植に関する法律施行細則」（一九九七年十月）では「竹内基準」に準拠している。法律でいう「臓器」とは、「人の心臓、肺、肝臓、腎臓その他厚生省令で定める内臓及び眼球」である。そして右の厚生省令では膵臓と小腸を加えている。

この法律の特徴は、臓器を摘出できるのは「死亡した者が生存中に臓器を移植術に使用されるために提供する意思を書面により表示している場合であって、その旨の告知を受けた遺族が当該臓器の摘出を拒まないとき又は遺族がいないとき」（第六条第一項）としていることであった。そしてこのための脳死判定を実施できるのは、さらに「判定に従う意思を書面により表示している場合であって、その旨の告知を受けた者の家族が当該判定を拒まないとき又は家族がないとき」（第三項）にかぎった。つまり本人の書面による意思表示、家族（遺族）の反対がない、という条件が整わなければ、移植も、そのための脳死判定もできないとした。この法律のきびしさは、我が国のこれまでの議論の対立を受けて、とにかく臓器移植、特に脳死体からの臓器移植に踏み切るためのものであったと受け止めることができる。

「臓器の移植に関する法律」施行（一九九七年十月）後、しばらくは脳死体からの臓器移植は実施されないままであった。一九九九年二月末になって初めて実施された。高知赤十字病院で患者が脳死状態になった。その患者がドナーカードを所持していたことと、家族の同意が得られたことにより、脳死判定を経て、法律制定後初の脳死体からの臓器移植が実施された。「日本臓器移植ネットワーク」の仲介により、心臓は大阪大学、肝臓は東北大学と長崎中央病院で、それぞれ患者に移植された。その後の脳死体からの臓器移植の歩みはゆっくりである。次にふれる改正臓器移植法施行の二〇一〇年七月の時点で、八六例にとどまる。漸増はしていたものの、年間一〇例ていどであった。

「臓器の移植に関する法律」の改正

「臓器移植に関する法律」は、相当にきびしい制約を課した。それにより実績を積み、国民の理解と合意が得られればより柔軟にしてゆくという方針であった。そして法律の附則で、「施行後三年を目途として」見なおすことを明記していた。しかし、一〇年以上にわたって本格的議論にはいたらなかった。二〇〇九年になってその機運が高まり、同年七月の改正にいたった。この間、日本で脳死体からの臓器移植が受けられないため、アメリカ、オーストラリアなど、海外に渡る患者が多かった。これに対して国際世論の批判が高まった。それらの国々でも提供臓器は不足しているからである。改正が急に実現したのは、こうした外圧が大きかった。

改正の最大のポイントは、本人の臓器提供意思が不明な場合でも、家族の承諾があれは臓器提供が可能になったことである。本人の明示の提供意思表示は不可欠ではなくなった。提供しないという意思表示をすればそれは尊重されるので、自律性は保証されているということはできる。関連して重要なのは、これにより小児の臓器提供が可能になったことである。これまでの法律では本人の提供の意思表示を不可欠としていたので、その自主的意思表示を担保しにくい一五歳未満の小児の臓器提供は不可能であった。そのため、たとえば大人の大きな心臓を移植するわけにはいかない小児の心臓移植は国内ではできず、海外に行くしかなかった。法律改正により国内で可能になった。もうひとつのポイントとなるのは、臓器提供の意思表示に併せて、親族への優先的提供を意思表示できるようになったことである。

二〇一〇年七月の全面的施行後、八月に入ってから提供が見られた。九月についていうと、九例の脳死体からの臓器移植があり、九月末日のものが法律制定以来、通算一〇〇例めとなった。改正以降の多くは家族の承諾にもとづく提供である。家族の判断の重みがました。小児については、小児自身の意思の見きわめ、扱いがむずかしい。親族への優先的提供のほうは、これまでの移植ネットワークによる仲介システムの理念を変えることになるため、慎重さが求められる。その後の動向を見ると、二〇一五年末までは、脳死体からの提供例は年間五〇件近くで、改正前の五倍ほどになっている。二〇一九年には一〇〇件近くになっている。改正後に始まった小児からの提供例は、五年半で一〇件であった。その後増加しているものの、めだつほどではない。

臓器移植をめぐる諸問題

最後に臓器移植にさいしての諸問題を、四点にわたって述べておきたい。

①　ドナー側（臓器を与える側）の問題

臓器の提供は本人の意思によるものでなければならない。脳死体、死体の場合、近親者の意思も重要になる。

本人の意思が不明のとき、近親者の同意でよいかという問題がある。逆に特に脳死体の場合、本人が意思を表示していても家族が反対するという例が生じうる。これらのためには、本人の意思を明確にするために、ドナーカードの所持を広めることも大切となる。それにより本人の臓器提供の意思を明確にしておくことができる。生体腎、生体部分肝移植の場合には、近親者にまわりから提供への圧力がかかることが心配される。これは生体臓器移植そのものの妥当性をゆるがしかねない問題である。

②　レシピエント側（臓器を受け取る側）の問題

臓器移植が本人にとって最良の治療法か、十分検討されなければならない。そのさい、術後の健康管理の困難も考慮に入れなければならない。移植により他人の臓器が入ってくると、生命個体にはそれを排除しようとする免疫作用が働く。そのため、臓器移植の方法は、免疫抑制法の発展によってはじめて可能になった。一九六〇年代におけるアザチオプリン、八〇年代のサイクロスポリン、そしてさらに現在ではＦＫ五〇六がある。このように免疫抑制法が進んできても、問題が残る。レシピエントは通常、免疫抑制剤投与を受けつづけなければならない。そして免疫を抑制することは病気一般に対する抵抗力を弱めることになり、健康管理にいっそう配慮しなければならない。加えて他人の臓器をもらったことからくる精神的負担も多いといわれる。これらに対処する用意があってはじめて臓器移植が考慮される。

③　両者を媒介するシステムの問題

生体腎、生体部分肝移植のように主として近親者間でおこなわれる移植もある。しかし、脳死体、死体からの臓器移植はまったくの他人どうしでなされるのがふつうである。ドナーとレシピエントを適切に取り持つ組織が不可欠になる。臓器移植先進国のアメリカ合衆国では、全米臓器分配ネットワーク（略称ＵＮＯＳ）が機能している。我が国では「日本臓器移植ネットワーク」が設立され、コーディネーターが活動している。しかし多くの困難を抱えている。慢性的な臓器の不足はまず覚悟しなければならない。それゆえ、少ない臓器をどう分配するかが深刻な問題になる。組織適合性、レシピエントの状態の緊急性などが当然考慮されるべきであり、提供臓器の最大限有効な活用が望まれる。高額医療費の問題はあるにしても、金持ちが優先されるようなことは避けなければならない。ネットワークは、いかにして公平な移植医療を推進するかという重い課題を背負うことになる。

④　医療体制全体の健全さの問題

右の諸問題も含めて、さらには医療体制全体の健全さが前提となる。本人の意思、家族の了解があっても、周囲の圧力の結果による形式的なものであったなら意味をなさない。関係者の誠意ある態度、信頼関係が基礎にあってはじめて臓器移植は医療のひとつの方法となりうる。札幌医科大学の心臓移植は、少なくともこの信頼関係を損なう結果になったことには責任がある。また、一部の国々で臓器売買が現実におこなわれていることが明らかになっている。それは医療の退廃につながるものである。私たちが脳死容認をためらう理由のひとつは、「見えない死」であることによる。つまり延命装置に助けられながらも、見た目には生き生きしていて死んだとは思えないことによる。それを死と了解するには、医療者の判断や説明を信頼できるかどうかが大きく作用する。医療体制の信頼度の不足は大きなマイナスとなる。

脳死体からの臓器移植についていえば、脳死は確かに医療がもたらした「新しい死」であろう。医学の歴史を振り返ると、私たちは生命観、身体観をじょじょにあらため、たとえば遺体解剖や輸血への抵抗感を捨てた。そのように脳死の概念と脳死体からの臓器移植もまた、私たちのあいだで定着してきているように見える。医療先進国のほとんどで脳死が認められ脳死体からの臓器移植がずっと盛んに実施されているからといって、それをもって我が国の状況を嘆く必要はないであろう。ただし、我が国の場合、それが生体臓器移植の増加をもたらしていることには問題がある（先にふれたように、生体臓器移植は「臓器の移植に関する法律」の対象外であり、生体臓器移植には法律の裏づけはない）。総合的見地から考えてゆかなければならない。

問題1　脳死を人の死と認めるかどうか、自分の考えを述べなさい。

問題2　移植技術の進歩により、最近では脳の移植も技術的に可能になってきている。脳の移植は許されるか。全部は問題が多すぎるとすれば、部分的移植はどうか。

問題3　生体腎移植、生体部分肝移植の是非について述べなさい。

第5章　科学的医学の論理と倫理

1　科学的医学の成立とその論理

今日の医学は、生命科学の発展に大きく依存している。生殖技術、移植医療はその代表であるが、通常の医療も多かれ少なかれそうである。現代の生命倫理の諸問題も多くはそうした今日の医学の性格から発している。そうした今日の医学、すなわち科学的医学の論理を見きわめることが、生命倫理学にとっても重要になる。医師の関心は基本的には目の前の患者を救うことにあるにしても、同時に科学的医学の推進という関心に突き動かされていることが多いという事実を見落とすわけにはいかない。

西洋の医学

私たちは現在、医学というと当然のように西洋医学を考える。我が国では長いこと中国の医学、いわゆる漢方医学の影響下にあった。漢方医学もあるていどその真価を発揮してきたといえるし、明治以降わきへ追いやられてしまったものの、いまふたたび注目されてもいる。医学の歴史を振り返ってみると、西洋医学が圧倒的優位を確立したのは、せいぜい十九世紀後半以降であるといってよさそうである。もちろんその時期に急にそうなったのではなく、それに先だつ前提が、とりわけ近世以降の重厚な知的蓄積があったのはいうまでもない。

西洋で「医学の父」とされるのは、ギリシャのヒポクラテス（前四六〇頃―三七五頃）であり、彼によって従来の魔術的な医学から、経験的医学への道が開かれたとされる。もうひとりの重要な人物はガレノス（一二九―一九九）である。ギリシャ人であるがローマで活躍し、ローマ時代から近世初頭にいたるヨーロッパで、もっとも権威のある医学者であった。そうした伝統を引き継ぎながら、またアラビアの医学の影響も受けながら、あらたな近代的医学が形成されてゆく。

近代医学の立場を哲学的に表現しているものとして、しばしばデカルト（一五九六―一六五〇）が引かれる。つまり彼の二元論の考え方であり、そこから帰結する身体論である。デカルトは存在するものを精神と物体とのふたつにはっきり分けた。人間の身体は物体である。生命体であることからくる、あるいは理性的人間の身体であることからくる固有性といったものは考慮されない。身体を物として捉えるそうした見方は解剖学の発展と相関しているであろうし、また身体の機能を機械的物理的に捉える見方はハーヴェイ（一五七八―一六五七）の血液循環説と相関しているであろう。

ヨーロッパ近代の科学的精神にしたがって、医学の領域でもハーヴェイの血液循環説をはじめ画期的な業績が出てくるが、十九世紀に至るまでにすぐれた成果をあげ、学問的確立をみたのは解剖学であった。ヴェサリウス（一五一四―一五六四）の『人体構造論』（一五四三年）は抜群の精確さをもち、彼は近代解剖学の確立者とされる。我が国において、江戸時代にオランダ医学を学んだ人たちは、特にこの解剖学に感銘を受けた。杉田玄白らが『ターヘル・アナトミア』を翻訳して『解体新書』と題して出版した（一七七四年）が、これは解剖図譜である。そして西洋医学は外科にすぐれていると見られていた。

明治新政府は、漢方医たちの強い反対も押しのけ、西洋医学のみを採用した。それまでに、すでに天然痘予防としての牛痘接種法、衛生知識を背景にしたコレラ予防、また戦争のさいにはとりわけ重要な外科治療で、その優秀性が認識されていたものと思われる。とはいえ、当時の西洋医学がさほど圧倒的なものではなかったのも確かである。細菌学的知識に基づいた消毒法の確立、また伝染病予防などの衛生学的成果、さらには病原菌発見からその予防・治療法への展開といった画期的成果は、十九世紀の終り頃になってようやくもたらされた。つまり西洋近代医学は、原理的には近世初頭に確立し、その方向が示されたにしても、十九世紀に至ってようやくメディスィン（医学）からメディカル・サイエンス（医科学、科学的医学）へと装いをあらたにし、その圧倒的威力をじょじょに示し始めた。

科学的医学の成立

現代医学はメディカル・サイエンスといえる。あるいはメディカル・サイエンスを基礎としている。こうした科学的医学（メディカル・サイエンス、あるいはそれを基礎とする医学をこう呼んでおく）の方法論を体系的に叙述したのがクロード・ベルナール（一八一三―一八七八）の『実験医学序説』（一八六五年）である。ベルベルナールは科学的医学の興隆に寄与したひとりにすぎず、これは多くの学者たちの共同の成果である。ベルナールは生理学にすぐれていたが、他に病理学のフィルヒョウ（一八二一―一九〇二）がいるであろうし、パストゥール（一八二二―一八九五）やコッホ（一八三四―一九一〇）による細菌学の発展は特にめざましいものがあった。こうした科学的医学の方法ないし方向を実験医学の名のもとにベルナールは理論化し、体系的に叙述したのである。

実験というとすぐ自然科学の実験を連想するが、ベルナールは医学を自然科学のようにしようとしたといってよい。彼は自然科学的見方の根本に決定論的見方があると考えている。決定論という見方は、たしかに自然の物質的世界については通用しそうに思われる。自然界の出来事は起こるべくして起こる、必然的に起こる。特に天体の運動などは典型的であって、日の出、日の入り、月や星の運行まで、正確な決まり（法則）によって起こっているといえる。それゆえ、私たちはそれを正確に予測できる。なぜ正確に予測できるかというと、それが起こるべくして起こる、必然的に起こるからである。とはいえ同じ天然自然の現象だといっても、天候となるとそう正確には予想できない。それでも昔にくらべればよくなっているのではないか。まだ十分ではなくとも、将来私たちの知識が進歩すれば、もっとずっと確実な予測が可能になる。自然の成り行きはあらかじめ決まっているのだから、知識（自然の論理の理解）が高まるに応じてその必然的な成り行きを予測できるのが道理である。

科学的医学の論理

さて、ではこうした自然科学の見方やその方法は、どのようにして医学に応用されるのであろうか。ここで私はベルナールの叙述を離れて、とはいえ彼の論旨を汲みながら、それを整理しておきたい。ベルナールは決定論（フランス語ではデテルミニスム）を強調しているけれども、それはこの世界の運行はすべて決定されているというような形而上学的な立場が問題なのではない。背景にはたしかにかつてラプラス（一七四九―一八二七）が説いたそうした思想があるにしても、直接には、いわば個々の事象のあいだの因果的決定関係である。つまりかくかくのことには必ずかくかくのことが帰結するという、原因と結果の必然的決定関係が問題なのである。そうした因果（＝原因と結果）的な決定論である。天候を例にとってみよう。今日、低気圧が接近するなら、明日の天気は雨降りであることが帰結する。つまり、

低気圧の接近──→雨降り

という因果関係が成り立つ。こうした決定的関係が問題である。もっともこれは、かなり確率が高いにしても、決定的ではないというなら、さらに条件（原因）を足していけば決定性の度は高まる。高気圧の位置、上空の気温も考慮すると、より正確になるだろう。こうした関係を医学に適用して、次のような例を考えてみることができる。たとえば結核という病気を科学的に捉えるにはどうしたらよいか。それには結核を結果として引き起こす原因を確定することが基本である。たとえば、昔の農村では、うっかり子どもを都会に出すと結核になるといって、これを警戒した。また栄養状態の悪い貧しい人に多かった。あるいは結核患者を家族にもつ人に結核患者が多かった。それぞれ多少の因果関係があるといってよいであろう。ただ、できるだけ強い因果関係、決定的な因果関係の把握が重要である。現在、私たちは次のようにその因果関係を把握している。

結核菌──→結核

こんなことは常識であるが、それはあくまで十九世紀末からの常識でしかない。ともかくこの把握は先にあ

げた多少の因果関係も説明できる。つまり、農村の子弟が都会で結核にかかりやすいのは結核菌に対する免疫力が乏しいからであり、栄養不良の人は結核菌に対する抵抗力が弱くなっているからである。因果関係がはっきりすればいたずらに結核患者を避ける必要はなく、ただ接触するときには菌にむやみに触れないような手だてを考えればよい。また治療についても、患者の体内の結核菌をいかに抑え、除去していくかという方針が有効になる。こうした筋道がこの三〇年ほどのあいだに、ある恐ろしい奇病の解明――のちにエイズと呼ばれ、これもウイルスによるものであることが明らかになった――でも繰り返された。

ベルナールの説くところを現代風にくだいて説明すれば、以上のようになる。そしてこれにより因果的把握ができれば、すでに第2章で述べたように医療への応用が期待できるのである。医学は自然科学とは区別されるべきであろう。しかし、現代の医学は自然科学的研究に大きく依存しており、以上のようなその論理を理解しておくことが必要である

2　人体実験

医学も科学としての性格を強めるにつれて、自然科学と同じように、実験することが重要になってくる。そのさい、医学者は研究に熱心であればあるほど、人体実験をしてみたいという誘惑にかられるかもしれない。ここに科学的医学の倫理問題が集中的に現れてくる。医療への応用ということが念頭にあるので、人間の体において確かめることが格別重要な意味をもっている。そして「実験医学」を唱えたベルナールにおいて、すでにその問題の基本的な枠組みは出てきている。

治療的実験

ベルナールはたとえ死刑囚であっても、その人に人体実験をしてはならないと考えており、その意味では原則的には人体実験禁止の立場をとっている。「たとえその結果が如何に科学にとって有益であろうと、即ち他人のために有益であろうと、その人にとっては害にのみなるような実験を、決して人間において実行しない」（『実験医学序説』、一六七―八ページ）というのが大原則である。だが、そのうえで次のようにいっている。「しかしながらそれを受ける患者の利益になるようにという見地に立ってつねに実験したり、或いは手術をしたりしつつ、同時にこれを科学のために利用することは少しも差支えない」（一六八ページ）。ベルナールは「治療的実験」（一六五ページ）のことを考えているのである。治療的実験にはいろいろな場合がありうるだろうが、たとえば次のような例を考えてみることができる。ＡＬＳ（筋萎縮性側索硬化症）は筋肉がじょじょに衰えていき、体が動かなくなり死に至ることの多い病気として恐れられている。薬の開発は始まっているが、まだ根本的な治療はむずかしい。ここで入念な研究を経て、有効な治療が期待できそうな薬品が開発されたとする。動物実験によれば、副作用も強くはなさそうである。ある患者がそれを知って、このままでは衰えてゆくしかない自分に使ってみてほしいと希望する。担当医師との協議のうえ、効果は確かではないが、その見込みもあるので実験的にその薬品を使ってみる。こうしてなされる「実験」は、きびしい手続きや制約を設けなければならないにしても、容認しうるであろう。

治療と関係のない実験

それでは、治療と関係のない実験は、たとえばまったく健康な人に対する実験は許されないのだろうか。ベルナールとともに許されないと考えたい。けれども、現在の医療体制のなかで、一部は認められているという現状がある。この例として、新薬の承認の前提となる臨床試験（治験ともいわれる）をあげることができる。これについては世界的にほぼ共通する一定の手続きがある。我が国でこれについての考え方を示している「臨床試験の一般指針」（一九九八年）によってみておこう。

臨床試験は新薬を人間で試すのだが、その前段階で非臨床試験を慎重におこなわなければならない。動物等を用いて、新薬の毒性、薬理、薬物動態を注意深く調べなければならない。そのうえで四つの相（段階）を踏む。第Ⅰ相は臨床薬理試験がその代表的なものである。第Ⅰ相の試験は、健康な志願者らを対象にして実施される。通常、あとの臨床試験のために用量範囲の認容性を決定し、予期される副作用の性質を判断するためにおこなわれる。第Ⅱ相は探索的試験が代表的なものであり、通常、患者における治療効果の探索を主要な目的とする試験をここで開始する。第Ⅲ相でおこなわれる試験の用法・用量を決定することが重要である。第Ⅲ相は検証的試験を代表とするものであり、通常、治療上の利益を証明または確認することを主な目的としている。新薬の承認を得るには、基本的には以上の各段階を踏むことが求められる。これに加えて新薬の承認後の試験が、第Ⅳ相として設定されている。治療的使用のなかで、多様な試験をし、最適な使用を追究する。

さて、ここで臨床試験の第Ⅰ相に注目してほしい。この第Ⅰ相で健康な志願者らが被験者として想定されている。健康な志願者らで試験することを義務づけているわけではない。特に抗悪性腫瘍薬の場合は最初から当該患者を対象としてよいと考えている。とはいえ、こうしたかたちでの治療と関係のない実験が、通常の臨床試験の一部として想定されているわけである。ここには、当人になにがしかの犠牲をしいる人体実験を一律に否定するのは現実的ではない、という暗黙の了解がある。それでは医学の発展のために一部の人が犠牲になってもやむをえない、ということになるのであろうか。（「臨床試験の一般指針」（一九九八年）は二〇二二年末に改正版が出た。よりくわしくなり、また第Ⅰ相から第Ⅳ相へという過程を後退させ、より総合的に捉える方向に進んでいる。とはいえ、従来の指針を踏まえており、ここでの叙述を訂正する必要はないと考え、ほぼそのままとするので了解されたい。関心のある人は、改正版を参照してほしい。）

こうした健康人に対するような、治療とは関係のない人体実験について、もし正当化しうるとすれば、たとえば次のように考えることによってであろう。私自身が病院にしばしばかかっている場合はいうまでもなく、たとえ健康でほとんど病院にかかったことがないとしても、医学の恩恵をこうむっている。種々の予防手段や健康診断によってはじめて健康を維持しえているのだということができる。またこれまでは幸い健康でこれたとしても、いつ病気や事故で医学の恩恵をこうむるかもしれない。そして、その医学の進歩は、多くの人々への直接間接の実験的試みを媒介にして、つまり人々の犠牲や負担を経て達成されてきたものである。したがって私たちもまた将来に対して、それなりの負担を引き受ける用意は必要である。――およそこのようなかたちで人体実験は正当化できるように思われる。

とはいえ、これは細心の注意をもってなされなければならない。人体実験の問題は、医学の発展につきまとっていた。医学者にとって、人体実験は多くの貴重な成果が望めるので、研究に熱心になればなるほどそれに対する誘惑もまた強くなるだろう。そのため、先のベルナールにおいても、治療的実験を許容しながら、それ以外の人体実験については禁止の立場をとったのであった。それでも、どこまでを禁止されるべき「人体実験」とみなすかの問題は生じている。ベルナールは次のように述べている。

「罪人が斬首になった直後に、その生体組織の性質について研究することは、科学にとって極めて有益なことであり、また完全に許されることでもあると思う。ある寄生虫学者は、はたしてその虫が腸内で発育するかどうかを死後調べてみるために、ある死刑囚の婦人に、ひそかに腸寄生虫の幼虫を嚥下させたこと

がある。またある人たちは、今まさに死なんとしている肺病患者について同様の実験を行なった。」（一六八ページ）

ベルナールは、死刑囚にならば人体実験をしてもよいといった考えは、私たちのモラルに反するとして認めない。また被験者となることを条件に、刑の軽減をはかるといった仕方も認めていない。そのうえで、これらの例なら許されると見るのだが、そうであろうか。これらの例でとりあえず気のつくのは、医学者も私たちのモラルを守ることにおいてけっしてひけをとらないとはいえ、そのモラルに反しないかぎり、ぎりぎりのところまでは人体実験をしたいという欲求もあるらしいことである。私たちは、メディカル・サイエンスの努力と成果を認識しつつも、人体実験にまつわる倫理的問題にたえず注意をはらう必要がある。

動物実験

ここで動物実験についても簡単にふれておきたい。これについてもベルナールを見ると、問題の所在がよくわかる。彼は人体実験とはちがって、動物実験はどしどしおこなうべきだと考えている。私たちが一方で自分たちの食料として動物を殺して食べているのに、医学研究に動物を用いることを禁ずるのは不合理だという。次のようにもいっている。

「我々は他のものを犠牲にした後ではじめて、生物の死を救うことができる。人間について、また動物について十分実験を行わねばならぬことは当然である。ところが残念なことには、医者はしばしば先ず動物について用意周到な研究をする前に、人間に対して危険な実験を最初から行なっている。」（一六九ペー

ジ）

ここからわかるのは、人体実験の前段階として、また人体実験の代替として動物実験を考えていることである。そうであるなら、動物実験は認めてもよさそうである。とはいえ、勢いにのって、「動物について実験をする場合には、いかに動物にとって苦痛であり、また危険であろうと、人間にとって有益である限り、あくまで道徳にかなっているのである」（一七〇ページ）というのは、行き過ぎであろう。人間を護るために動物に犠牲になってもらおうというベルナールの意見も、理解できないわけではない。科学的医学の生成期にあって、一部の医学者たちが少数の動物を扱っているうちは、それでよかったかもしれない。今日のように多くの医学者、生命科学者が、莫大な数の動物を実験に使っているのを野放しにしておくわけにはいかない。

動物については、第8章でふれるオーストラリアの哲学者シンガーのように、動物にも「人格」を認めるべきだとする立場もある。知能や意識の働きのみられない重度障害児よりも、そうした働きのあるとみられる動物のほうを重視するような発言にまで進むシンガーには同意できないが、動物の生命にもしかるべき尊厳を認め、彼らと共存してゆく姿勢はだいじである。

3 「ヘルシンキ宣言」

ナチスの人体実験から「ヘルシンキ宣言」へ

科学的医学の倫理問題は、それが勃興した十九世紀以来のものであるとはいえ、今日これを考えるとき、第二次世界大戦の終結をひとつの出発点と捉えるのが適当である。世界史のより大きな流れのなかで見てゆくべきであるにしても、科学的医学にあっては、ナチス医学ののこした傷跡がことに大きかった。ナチス時代の医学における倫理上の問題点として、優生学、安楽死、大量虐殺への医学的関与、強制収容所での医学実験などがあげられる。ナチスは優生学の立場から、「劣等」な人々の結婚制限や断種に進んだ。また、「生きるに値しない」人々、障害者や老人の「安楽死」も実行し、さらに民族主義的立場から「劣等」民族であるとしてユダヤ人やジプシーの大量虐殺まで実行した。こうした方向を積極的に支持した医師は少数であったにしても、かなりの数の医師がこの計画に関与したようである。さらにはそうした「劣等」な人々に対して、医療行為とは関係のない人体実験に手を染める者がいた。冷凍実験、高度（低圧）実験、細菌感染実験、移植実験、放射線照射実験の類である。こうした医師の非倫理的行為への反省から、第二次大戦後の倫理的課題は始まったといえる（我が国でも、軍国主義下の旧満州七三一部隊等で、この種の非倫理的人体実験をおこなっていたことが明らかになっている）。

ナチス医学の問題にじかに触発されて成立した文書として、「ニュルンベルク綱領」（一九四七年）がある。ナチスの医師たちを裁くために、ニュルンベルクにおいてアメリカ合衆国主導の第一号継続裁判が一九四六年末に開始された。これはナチスの戦争犯罪を裁いた有名なニュルンベルク裁判（国際軍事法廷）に引きつづきおこなわれた一二の裁判の最初のもので、医師の犯罪を裁いているためニュルンベルク医師裁判ともいわれる。この審理の過程で確立された基準を一〇項目にわたって述べたものが「ニュルンベルク綱領」である。医学的人体実験が許されるための条件をきびしく定めている。その後、世界医師会にあっては、「ジュネーブ宣言」（一九四八年）、「医療倫理国際綱領」（一九四九年）を発表して、医師の倫理の再確立にむけての決意を示した。ともに短い文書で、医師の職業倫理を定めている。

「ヘルシンキ宣言」はこうした流れのなかで、一九六四年ヘルシンキでの第一八回世界医師会総会において採択された。これは人体実験の問題を中心にした医師、および医学研究者の倫理綱領ということができる。その後、一九七五年の第二九回東京大会で大きな修正がなされた。また、三度にわたってわずかの文言追加による修正がなされたあと、二〇〇〇年の第五二回エジンバラ大会でふたたび大きな修正がなされた。東京修正版は、その間の生命医学ないし生物医学（biomedicine）の急速な発展によるところが大きい。またエジンバラ修正版では、それまでの宣言の基本的枠組みをなしていた臨床的研究と非臨床的研究の二大区分をやめてしまったことをはじめ、全体の構成についてもかなりの修正を加えた。その後も修正を加え、現在のフォルタレザ（ブラジル）修正版（二〇一三年）は、エジンバラ版とくらべても構成のうえでかなり変化している。とはいえ宣言の基本的精神は最初の版以来、変っていないといえる。

「ヘルシンキ宣言」の内容と性格

「人間を対象とする医学研究の倫理的原則」と題された「ヘルシンキ宣言」の基本的立場を、いくつかあげて検討しておきたい。以下では、二〇一三年のフォルタレザ修正版をもとにして議論を進める。

① 医学研究の意義の確認

「ヘルシンキ宣言」は序言で、次のようにいっている。

「医学の進歩は人間を対象とする諸試験を要する研究に根本的に基づくものである。」（第五項）

人間を実験的研究の対象にすることは倫理的に問題があり、すべきではないともいえる。しかし、医学の進歩は必要であり、それをもとによりよい医療を実現することもたいせつである、と宣言は見ている。そのさい、比較的了解しやすい臨床的研究（ベルナールのいう「治療的実験」、ヘルシンキ宣言で以前にいっていた「治療と結びついた医学研究」）のみならず、健康人を対象とするような非臨床的研究も不可避であると考える。そうした「人間を対象とする医学研究」を容認し、しかし、それが倫理的許容範囲を踏みはずさないように厳しい規制を課すというのが宣言の立場である。

②　被験者の保護

そこで真っ先に求められるのは、研究対象となる被験者の保護である。「医学研究の主な目的は新しい知識を得ることであるが、この目標は個々の被験者の権利および利益に優先することがあってはならない」（第八項）といっている。しかし、非臨床的研究を考えれば明らかなように、被験者の利益を強調するならそもそも実験が不可能になる場合が少なくない。そのため「人間を対象とするすべての医学研究は、研究の対象となる個人とグループに対する予想し得るリスクおよび負担と被験者およびその研究によって影響を受けるその他の個人またはグループに対する予見可能な利益とを比較して、慎重な評価を先行させなければならない」（第一七項）といい、被験者自身にとっての利益とともに「その他の個人またはグループ」の利益という公共的観点を持ち込んでいる。ここに実は危うさがある。公共的利益を盾に被験者をリスクや負担にさらすという、倫理に反する医学的研究の危険である。それゆえに宣言では、被験者のリスクや負担をかぎりなく減らすべきことが何項目にもわたって説かれている。

③ 人格の尊重とインフォームド・コンセント

被験者の利益だけではやっていけないのみならず、さらになにが被験者の利益かという判断に、そもそも困難がつきまとう。それゆえ別の倫理的原理も追求されることになる。自律の原理がそれである。すなわち被験者の人格を尊重し、その被験者の自由な意思による同意があってはじめて実験が可能になる。そしてその前提として、当人が判断するための十分な情報が提供されなければならない。そうしたインフォームド・コンセント（説明と同意）がこの宣言のなかでうたわれている。かりに医師・医学研究者がその研究のもたらす被験者自身にとっての利益をどれほど確信していても、インフォームド・コンセントなしにその研究を始めることはできない。

④ 手続きないし制度の確立

被験者の保護を徹底し、インフォームド・コンセントによるべきである。さて、その確実な実行を研究者の倫理意識だけに頼るのは危険である。宣言はそれらを保証する手続きや制度についても指示を与えている。事情によってはインフォームド・コンセントを研究に携わっておらず被験者とも無関係な有資格者が得なければならないとか、できればそれを文書によって得ておくべきだという指示はその例である。さらには委員会の設置を求め、そこに研究計画書を提出すべきだとしている。また、宣言にもられている原則に反する研究報告は受理すべきではないと述べている。こうした手続き上、制度上の裏づけは重要である。

「ヘルシンキ宣言」は、医学の発展やその後に表面化してきた問題に対処するために修正を重ねてきた。エジンバラ修正版、ソウル修正版（二〇〇八年）、フォルタレザ修正版では、全体の構成にも大きく手を加えている。そうした修正のなかで、人間由来の試料およびデータの研究にかかわる倫理問題、インフォームド・コンセントの立場からは疑念があるものの医学研究において定型化しているプラセボ（偽薬）使用、インフォームド・コンセントを与える能力のない被験者を対象とする研究、といった現実的問題への方向性も示した。それにより宣言の理念的・永続的性格が弱くなった感もある。しかし、この宣言の由来、果たしてきた役割を重視しつつ、今後とも依拠すべき宣言である。

なお、この「ヘルシンキ宣言」の精神を受け継ぎながら、二、三の倫理指針を取りまとめ、あらためて「人を対象とする生命科学・医学系研究に関する倫理指針」が、二〇二一年三月に文部科学省・厚生労働省・経済産業省の連名で出された。併せて参照しておきたい。

問題１　死んだ直後の人体実験なら認めるというベルナールの文章（邦訳一六八ページからの引用）について、批評しなさい。こうした実験的研究は認められるであろうか。

問題２　動物実験反対者が、「毎日動物を食べているのに、そうした反対をするのはおかしい」といった非難をあびることがある。その反対者が菜食主義者ではないときには、そうした非難をまぬがれないであろうか。

問題３　ベルナールはかなりきわどい実験も推奨している一方で、治療とは関係のない人体実験は認めていない。これに対し、「ヘルシンキ宣言」はそうした非臨床的研究も認めている。あなたは「ヘルシンキ宣言」のこの立場を支持するか。

第6章　人工妊娠中絶

1　人工妊娠中絶

第3章で見てきたように、どうしても子どもがほしいと思い、生殖技術に期待をかける人たちがいる。他方ではしかし、理由は様々であるが、せっかく妊娠したのに子どもはいらないと考え、中絶を希望する人たちがいる。人工妊娠中絶は生命倫理の主要な論点であったし、現在でもそうである。避妊の是非を問題にする人もいる。キリスト教カトリックの立場では避妊を認めていない。性行為は子を産むためのものであって、快楽を味わうべきものではない。避妊して性行為をするというのは、前者を捨てて後者を追求することであり、不道徳であるというのがその理由である。これも尊重すべき立場であろうが、世界的な人口抑制のための産児制限の必要から、また人工妊娠中絶や嬰児殺しを防ぐ必要からも、不妊手術などをともなうものでなければ、避妊を容認するのが大勢である。避妊薬や避妊具の副作用の問題はあるにしても、ここでは避妊問題に立ち入らず、人工妊娠中絶（以下、中絶という）に入ってゆきたい。

日本の状況

中絶について、まず一般的にいえることは、キリスト教圏の欧米ではきびしく、日本ではゆるいということである。これには歴史的・文化的背景がありそうである。十六世紀後半頃に日本に来たヨーロッパの宣教師たちは、中絶（堕胎）、さらには嬰児殺しに驚いている。たとえばルイス・フロイス（一五三二頃－一五九七）は次のように書いている。

「ヨーロッパでは、生まれる児を堕胎することはあるにはあるが、滅多にない。日本ではきわめて普通のことで、二十回も堕した女性があるほどである。

ヨーロッパでは嬰児が生まれてから殺されるということは滅多に、というよりほとんど全くない。日本の女性は、育てていくことができないと思うと、みんな喉の上に足をのせて殺してしまう。」（『ヨーロッパ文化と日本文化』）

宣教師たちが来たのは時代的にも限られているし、彼ら特有の偏見もあるから、そのことばをそのまま信用するわけにはいかない。とはいえ概して日本では、中絶には寛大であったというのが事実のようである。

現在の状況は、法的にいうと次のようになっている。「刑法」の規定によれば堕胎は罪とされている。しかし一九四八年に制定された「優生保護法」がこれを半ば死文化させてきた。「優生保護法」は優生政策（これについては第10章でふれる）と母性保護を柱としていた。一九九六年に、このうちかねてから批判の強かった優生政策を削除し、母性保護のほうを残し、法律名も「母体保護法」と改められた。「母体保護法」（「優生保護法」）によれば、「人工妊娠中絶とは、胎児が、母体外において、生命を保続することができない時期に、人工的に、胎児及びその附属物を母体外に排出すること」である。ただし、遺伝的疾患のある子孫を残すおそれのある場合に中絶を認めるといった「優生保護法」の条文などは削除された。つまり「母体保護法」により中絶をおこなうことができるのは、（1）母体が妊娠の継続や出産に耐えられない場合、（2）強姦による妊娠の場合、である。問題は（1）にかんして、条文には「妊娠の継続又は分娩が身体的又は経済的理由により母体の健康を著しく害するおそれのあるもの」とあり、経済的理由が入っていることである。これは中絶を安易なものにしかねない。ただし、この法律が中絶を助長したとばかりはいえない。「優生保護法」は問題をもっていたとはいえ、医師が中絶処置をするにあたっては、本人の意思確認など一定の手続きを踏まなければならず、報告義務もある。中絶件数報告が多い病院・診療所は問題視されるおそれがあり、そのためヤミ中絶も多かったのが実情である。「母体保護法」では、問題を残しながらも経済的理由の項をそのまま引き継いでいる。

経済事情についていえば、法律施行当時にくらべれば格段に豊かになり、貧困による中絶という暗いイメージは薄くなってきたかもしれない。しかし、女性の就職が一般化し、以前より出産・育児が困難になっており、それが中絶につながるケースも少なくない。その意味では、問題はつきない。

出生前診断

これに加えて、医療技術の進歩が、あらたな問題を生み出している。その例は、出生前診断（胎児診断）法の進歩である。現在、母体内にある胎児を診断する技術が開発されている。主なものに超音波検査がある。これは胎児・母体を傷つけることなく、危険が少ない方法として重宝されている。その他、羊水穿刺、絨毛検査といった方法も開発されている。羊水穿刺は腹部に針をさして羊水を少量抜き取って検査する方法であり、妊娠中期に用いられる。これに対し絨毛検査は膣を通して絨毛を微量採取する方法で、妊娠初期にすでに用いることができる。こうした方法によって胎児の状態を把握し、適切な対応を取るならば、安全な妊娠継続と出産、健康な嬰児の誕生に寄与するところが大きい。とはいえ、意図しないところで問題を生み出すことにもなった。たとえば、胎児診断によって男女の区別は簡単にわかる。そうすると、たとえばすでに女子が複数いるという理由で、胎児が女だとわかると中絶したいと希望する親が出てくる可能性がある。こうした場合はしかし、「母体保護法」に照らしてみても中絶の対象にはなりえず、産むように勧めるのが筋で話は複雑ではない。あるいは男女の区別を不必要に検査したり、またその結果をむやみに知らせたりしないという方針をとることもできる。深刻なのは、胎児に障害が、それも適切な対処の方法がない障害がみつかった場合である。ある種の染色体異常などがその例である。

この場合問題となるのは、選択的中絶である。生まれてくるであろう子の性質を考慮して、条件にあう子のみを産もうとし、したがって条件にあわない場合は中絶を選ぶことである。「優生保護法」では本人または配偶者、あるいはその親族に遺伝性疾患があるときに、中絶の可能性を認めていた。それはその子がそうした遺伝的疾患に苦しんだり、またそうした遺伝子が子孫に受け継がれていくことを防ぐ立場にたつものであった。「母体保護法」にかわった現在、こうした例で中絶が認められるかどうか、微妙である。妊娠したさいに、出生前診断によって胎児に遺伝性疾患の可能性がないことが確かめられた場合、安心して産むことができる。そのかぎりでは、胎児を中絶から救うことにもなり、積極的な意義がある。またそうした遺伝子を受け継いでいる両親にとっては福音ともなりうる。けれどもそうした選別は許されるのか。多少の選別はやむをえないとした場合でも、どこで線を引くのか、といった問題が生ずる。そうした困難を考えると、出生前診断をむやみにおこなうなという意見が出てくるのもうなずける。

簡便な出生前診断がすでに始まっている。妊婦の血液を検索することにより胎児の染色体異常の有無を判定する方法である。一九九〇年代には「母体血清マーカー」による方法が始まった。これには精度について問題があったが、我が国では二〇一三年に「新型出生前診断」が始まった。精度は高く、陰性とされればほぼ一〇〇パーセント問題なく、陽性であれば羊水検査により確定する。臨床研究という形でかぎられた施設で試験的に開始され、報告によると二〇一三年四月から二〇一六年三月までに三万六一一五人が受診した。五四七例が陽性と診断され、そのなかから羊水検査による確定診断を受けた四五八人のうち四一七人が異常ありと診断され、その結果に基づき三九四人が中絶を選んだ。（確定診断を受けなかった八九人の多くは死産で、中絶を選んだ例もあるという。）結果的に中絶を推進することになるこの検査法をどう評価すべきか、むずかしい。手放しで推奨すべきでないことは確かである。（出生前診断については、第10章でもふれる。）

2　アメリカの中絶問題

ロウ対ウェイド裁判

我が国での人工妊娠中絶の問題を見てきた。欧米ではどうであろうか。キリスト教圏では一般に中絶に対して不寛容である。アメリカ合衆国の場合もそうであるが、それだけに他方で、中絶を女性の権利として認めるべきだという主張がフェミニズム運動と結びついて高まってきた。こうしたなかで、連邦最高裁判所で一九七三年に出された「ロウ対ウェイド裁判」判決は画期的であり、賛否両論を巻き起こした。次にこの判決の趣旨とそれに対する意見を検討し、中絶問題の位相への理解を深めたい。

アメリカにおいて中絶論争は、保守派とリベラル派の論争として捉えられる。保守派は、宗教の影響も強く、政治的にも保守的な傾向がめだつ。しかし、当人たちがこれを自称するとき、胎児を「保守する」という意味をこめて使っているようである。生命尊重派（pro-life 派）ともいわれる。原則的には受精の瞬間を人間の生命の始まりと見、人間としての固有の権利はその時に発生すると考える。それゆえ中絶を認めない。母体の健康と胎児の生命存続が対立するときにはどうするか、という点については意見に多少の幅が出てくる。ただし、胎児はあくまで一個の人間であり、母親の事情に従属するものではない。それゆえ、母体をかなりの危険にさらすことがあっても、胎児の生命存続に努力すべきだと考える。もう一方のリベラル派は、胎児の扱いについて母親の選択の自由を尊重する立場であり、選択権尊重派（pro-choice 派）ともいわれる。政治的なリベラル派とも重なっており、フェミニズムの運動などもその背景にある。母親の選択には中絶も含まれており、中絶も女性の権利として容認する。

こうした意見の対立のなかで出されたのが「ロウ対ウェイド裁判」判決であり、中絶容認の立場を打ち出したものであった。判決文によれば、アメリカにおいて、以前は中絶についてそれほど厳格に考えられていなかった。むしろ十九世紀に規制が強まったふしがある。その理由を判決文では三点、指摘している。(1)不義密通を警戒する十九世紀のいわゆるヴィクトリア的な倫理観、(2)中絶という処置が婦人にもたらす危険、(3)まだ生まれていない生命を守るという国の利害関心、である。現在では倫理観も変り、医学の進歩により危険も少なくなってきているので、問題として残るのは特に（3）であると考えられる。

さて、国は（3）に関心をもたざるをえないが、それとともに「プライバシーの権利」を守る任務もあると判決は考える。プライバシーの権利とは個人的事柄を当の個人が他からの干渉を受けずに処理する権利であり、これには中絶の決定も含まれる。つまり産むか産まないかを選択する権利は、プライバシーの権利として保証される必要がある。とはいえこれは無制限のものではない。他方、生命の尊重ということはたいへん重いものであるけれども、まだこの世に生まれていない生命については多少の留保をおかざるをえない。いつ人間の生命が始まるかという問題について合意を得るのはむずかしく、ここでこの問題に決着をつける必要はない。ただ法的にいって、胎児は十全な意味での人としては認められてこなかったといえる。

判決は、以上のように理解する。結局、国は婦人の健康や権利を守ることと、将来、人となる生命を守るというふたつの利害関心を引き受けることになる。そしてこれは、妊娠の段階が進むにつれて深刻になる、と判決は考える。そこで判決が示した具体的指針は、妊娠の三期説に従った次のようなものである。

「(a)　およそ第一期の終り以前の段階については、中絶の決定とその実施は妊婦を担当する医師の医学的判断にゆだねられなければならない。

(b)　およそ第一期の終り以降の段階については、国は母親の健康に対する関心を発動すべく、母体の健康にとって妥当な仕方で、必要なら中絶の処置を規制してよい。

(c)　生育可能性を得た以降の時期については、国は潜在的な人命に対する関心を発動すべく、適切な医学的判断によれば母親の生命の維持または健康のためにそれが不可欠な場合を除き、必要なら中絶を規制し、さらには禁止してもよい。」

妊娠期間を三期に分けるのはかなり一般的なもので、それについては次節でふれる。

さて、この最高裁判決は中絶を容認する方向でその判断を示した。しかしこれは保守派の受け入れることのできないものであろう。この判断に対する強い批判も出てくる。またこの判決文に従った場合でも、その運用の仕方でかなりの幅が出てくる。加えてアメリカは合衆国［合州国］であり、日本とは違い、州が大幅な自治権をもっている（右の判決文で state を国と訳したが、アメリカでは州を指している）。そこで各州まちまちになってくる。判決は論争に決着をつけるというよりも、あらたな段階の出発点となったということもでき、中絶問題はアメリカにおいて現在に至るまで大きな争点である。

中絶問題の現状

我が国の「母体保護法」においても、そう安易に中絶を認めているわけではない。先に引用した中絶の定義から明らかなように、母体外で生育可能な時期に達して以降の中絶は想定していない。とはいえ、胎児の生命は軽視されているのが実情である。中絶の問題は、さらに様々の社会問題と関連している。一九九四年に国連主催の国際人口・開発会議がカイロで開かれた。そこでは中絶の議論も焦点になった。そして会議で採択された「行動計画」の柱のひとつとして、「リプロダクティヴ・ヘルスとリプロダクティヴ・ライツ（性と生殖にかんする健康と権利）」が立てられた。その問題についての女性の自己決定権を保障するものであり、それには中絶も限定つきながら含まれる。宗教的立場からの異議が多かったにもかかわらず中絶が容認されたのは、禁止することによって女性への抑圧が増すのを避けるためでもあった。つまり避妊の強制、妊娠・出産への圧力、危険なヤミ中絶といったかたちで、特に第三世界の女性たちにしわ寄せがくることが予想されたからである。社会の事情や要請によって倫理的判断をゆがめるべきではないが、反面、それをまったく度外視して倫理的判断を押し通すわけにもゆかない。他の生命倫理上の問題と同じく、中絶問題もこうしたはざまで地道に考えてゆかなくてはならない。

3 胚・胎児・新生児の資格

中絶問題を考えてゆくと、胎児の資格の問題が大きな争点となっているのがわかる。その問題をここで検討しておきたい。ただし、多少範囲を広げて、胚や新生児の資格もあわせて検討したい。

胎児の資格

人はいつから人として認められるのであろうか。もっとも一般的な見方は出産のときからとするものである。出産によって母体から離れて独立し、じかに外的環境に接し、まだ保護が必要であるとはいえみずからの力で呼吸し、消化することになる。また法的にも名前をつけられ、戸籍に登録される。たしかに我が国の「民法」には「胎児は、損害賠償の請求権については、既に生まれたものとみなす」（第七二一条）とか、「胎児は、相続については、既に生まれたものとみなす」（第八八六条）という規定がある。しかしこの規定は、出産をもって基準としながら、その例外として定めたものと理解できる。あるものの資格や性格の有無を問うときに、どこかで線を引かなければならない。そこでとりあえず、この出産をもって人となるとすることを、我が国の常識に従って受け入れることにしよう。

そうはいっても、私たちもまた胎児を特別な存在として、人に準ずる存在として考えている。ある立場の人たちはしかし、胎児もまた人であるとはっきり主張している。キリスト教カトリックでは、受精の瞬間から人としての生命がすでに始まるとしていることが知られている。「卵子が受精した瞬間から父親や母親のそれとは異なる一つの新しい生命が始まる」とするのがカトリックの立場である。その立場は科学にも裏づけられる考えであるとされる。精子、卵子はそれぞれ父親、母親の遺伝的素質を受け継いでいるわけであるが、受精により父親、母親とはちがうまったくあらたな素質をもった個体が成立する。これ以降の成長は、外見や機能の変化は著しくとも連続性が強く、したがって生物学的に見て、受精という現象がもっとも顕著な境界になっているといえる。さらに確率論的視点をこれに加える場合もある。すなわち、おおかたの精子、卵子はそのまま死んでゆくわけであり、首尾よく受精できるのはまったくの例外である。これに対し受精してからは、途中、流産や死産、また出産後まもなくの死亡などがあるにしても、ぶじに一生をおえる確率はかなり高い。この意味でも受精は顕著な境界である。そして、この立場では当然、胎児以前の胚もまた人として扱うことになる。

ただ、受精は私たちの日常生活感覚からは多少の隔たりがある。むしろ母体に妊娠の徴候が現れて後、遡及的に受精を確認している。そこで、胎動をもって人の始まりとする考えがあったのは、理解できる。胎動はふつう妊娠一〇数週めから始まる。これもひとつの基準となりうるだろう。とはいえ、母体内の医学的知識が増している現在、胎児としての形を整えてくる妊娠九週あたりをひとつの転換点ととるのが一般的になってきている。そしてそれ以前を胚とか胎芽、それ以後を胎児と呼んでいる。

さて、胎児に至った段階から出産までのあいだに、もうひとつの転換点を想定することができるように思われる。およそ妊娠三七週を過ぎれば、胎児は外界で生活できるのに十分に成長したといえる。それゆえ、三七週〜四一週での出産を正期産と呼び、そうして生まれてくるのは、一般に成熟児である。けれども、それ以前に生まれても流産となるとはかぎらない。早産によって生まれてくる未熟児をぶじ育て上げることは、現在の医療技術をもってすればむずかしいことではない。そうなると同じ胎児であっても、未熟であれすでに体外で生きていけるだけの段階に達しているか否かは、ひとつの転換点となりうる。この時期に至れば、母体の健康と胎児の生存とのあいだに起こりうるジレンマは、基本的には解消する。この基準を特に「生育可能性（viability）」という用語で示すことがある。母体外でも生育することができるということを意味している。この前と後では胎児の性格も変ってくる。生育可能になる時期は、医療技術の進歩によって変ってくる。我が国の場合、かつては二八週以降とされたのが、日本産科婦人科学会では一九八〇年には二四週、さらに一九九三年からは二二週を基準にするようになった。つまり妊娠二二週以降の胎児は生育可能とみなすわけである。生物学的には個体差があるから、この期日はひとつの目安であるのはいうまでもない。

このように見てくると、妊娠期間を三つの時期に分けるのは、かなりの合理性をもつ。そして、すでにみた「ロウ対ウェイド裁判」判決は、この三期説にのっとっているわけである。また先に引用した中絶の定義から明らかなように、我が国の「母体保護法」も、生育可能性という概念を内包している。中絶の対象となるのは母体外で生育可能ではない胎児であり、中絶に寛容といっても、生育可能な胎児の中絶は想定していない。また、生育可能となる時期が早まるのに応じて、「母体保護法」によって中絶可能な期限は、現在では二二週未満と了解されている。先に私たちは出産をもって人となると考えた。その見解を保持しつつも、ここで妊娠第三期の生育可能状態に達した胎児を、特別な、人に準ずるものとみなすべきであろう。

胚の資格

以上によると、第二期と第三期の境界はひじょうに重要なものになる。そうすると第一期と第二期の境界はどうであろうか。第二期に至ると母親に妊娠がはっきり自覚され、周囲にも知覚されるようになり、この時期の胎児もまた十分尊重されなければならない。ここで注意すべきなのは、以前はあまり表面に出てこなかった第一期の問題である。バイオテクノロジーの発達により胚を操作できるようになり、現に生殖医療でそうした操作をおこなっている。そうなると、従来は漠然としか捉えられていなかった第一期の問題に取り組む必要が出てくる。

ところで胚は、胚性幹細胞（ＥＳ細胞）とのかかわりで最近とみに注目を集めていることも知っておく必要がある。胚から樹立される胚性幹細胞は様々な細胞、組織に分化しうる能力があることから、再生医学への応用が期待されている。そこで当面は胚をこの研究のために用いてよいか、よいとした場合どのていどまで許容されるかが議論になっている。ドイツでは一九九一年に「胚保護法」を施行し、ヒト胚の保護を徹底する方針を打ち出した。その後、胚性幹細胞などの研究の進展にともない、世界的にヒト胚を対象とする研究が成果をあげるようになった。「胚保護法」によりヒト胚保護を徹底する立場をとったドイツでは、ヒト胚を壊して胚性幹細胞を作ることは許容しにくい。他方、他の国々ではこれを許容し、この分野は生命科学の重要な一角となってきた。そこできびしい議論を経て、自国内での胚性幹細胞の作成は認めないが、他国で作成したものの使用は認めるという方針を選択した。疑問も感じるものの、世界的情勢に追随することの多い日本にあって、原理的な議論をしているドイツには見習うべき点もある。

新生児の資格

中絶は、時期的には受精から出産までの問題である。最後に、中絶論議の延長で出てくる新生児の資格の問題にふれておきたい。胎児はまだ人格をもたず、人の仲間入りをしていないことを理由に中絶を擁護する議論がよくみられる。だがここから進んで、新生児もまだ人格をもたないのではないか、そうなると新生児殺しも許されることになりはしないか、といった考えが出てくる心配がある。私たちは、出産以降については、たとえ能力が劣っていようとも人であると考えてきた。したがって新生児殺しは殺人であり、認められないとする立場をとる。胎児が人格を欠くことから中絶を擁護しても、さらに進んで新生児殺しまで擁護する者は少ないが、いないわけではない。そのひとりがオーストラリアの哲学者マイケル・トゥーリーである（「嬰児は人格を持つか」）。

人には生存する権利がある、と私たちは考える。しかし、そうした権利は、厳密にいうと生物学的なヒトというよりも、「諸経験とその他の心的状態の持続的主体としての自己の概念」をもつ者に帰属する、とトゥーリーは考える。あるいは、伝統的哲学の用語でいう自己意識のある者に帰属するといってもよい。もちろん、一時的に心神喪失している場合などは、その間、自己意識が中断しているからといって、人でなくなると考えているわけではない。さて、この基準により、胎児のみならず、新生児もまた生存する権利はもたないとトゥーリーはいう。だが、そうすると新生児どころか、かなり成長した赤ん坊ですら生存権をもたなくなってしまう。トゥーリーのような自己意識のみを尺度とした基準には無理がある。トゥーリーの議論の実践的意図のひとつは、重度の障害新生児の「安楽死」を容認することにあると思われる。たしかに無脳症児の場合、それを治療し、生かしつづけることにどれだけの意味があるのか、という問いも一理ある。とはいえ、その時々の対応には幅がありうるものの、自己意識要件を盾に新生児の生存の権利を留保するというのは、行き過ぎではないだろうか。（トゥーリーの見解については第8章でもふれる。）

問題

問題1　経済的理由からの中絶を容認する我が国の「母体保護法」（旧「優生保護法」）の立場の是非を、検討しなさい。

問題２　人工妊娠中絶をめぐるアメリカでのはげしい議論を、日本の現状とくらべてどう評価したらよいであろうか。

問題３　人の始まりをどこに置くか、自分の立場を整理して述べなさい。

問題４　中絶について現在、中絶薬による方法が始まろうとしている。今までは子宮内から器具でかきだす掻爬（そうは）法、器具で吸い出す吸引法という手術によっていた。これに妊娠初期（妊娠九週ほど）の中絶に薬剤による方法を導入しようというのである。これについて調べ、検討しなさい。

第7章　安楽死

1　安楽死と安楽死裁判

死とは何かという根本問題には第9章でふれる。従来、医学・医療は死について深入りすることを避けてきたように思われる。そしてその死をできるだけ遠ざけるように努めてきた、言い換えれば、できるだけ長く生命を持続させることを目標にしてきた、といえる。「ヒポクラテスの誓い」のなかで、「致死薬は、誰に頼まれても、けっして投与しません。またそのような助言をも行いません」といわれている。これは、延命に反することの禁止の宣言と受け取ることができる。

治療行為の中止

第6章の最後で、新生児殺しを正当化する議論を見た。そこで、自己意識の働きがないという理由で新生児を人とみなさず、新生児殺しを容認する立場には、私たちは反対した。とはいえ、新生児の延命治療を絶対化しにくい場合があることは確かである。たとえば重度の障害をもって生まれてきた新生児が、長くは生きられないことが確かである場合でも、延命をはかるために、大手術を何度も繰り返すことは意味があるだろうか。医療は長らく延命を基本としてきたとはいえ、現実の場面でこれを絶対化してきたわけではない。医療者、患者、患者の近親者相互の了解で、また医療者のみの判断、患者や近親者の希望により、延命治療が中止されることはあったであろう。さて近年、治療行為の中止の問題が表面化してきた背景に、ふたつの事情を指摘できる。ひとつには医療が高度化し、延命技術も著しく向上したことがある。体に高度医療機器から管やコードをつなぎ、その様をさしてスパゲティー症候群などといわれる事態も生じてきた。そこで、そうまでして無理して生きることの意味はあるのか、という疑問が出されるようになった。もうひとつは医療の内容について患者の自己決定権が尊重されるようになり、それについて開かれたかたちで協議してゆく気運が生まれてきたことがある。そして医療の内容も多様化し、延命治療が相対化されることにもなる。

ＱＯＬ（Quality of Life＝生命の質、または生活の質）が語られだしたのも、このような事情によるところが大きい。「質」に対立することばとして「量」があり、生命の時間的な量、すなわち長さに対して、その長さの単位における質的内容を重視する立場である。用語上、ＳＯＬ（Sanctity of Life＝生命の尊厳）と対置されることもある。生命ないしは生きていること自体に普遍的価値があると見るのがＳＯＬの立場であり、それが結果的に延命とか、寿命の長さの重視につながる。これに対しＱＯＬの立場では、そうした端的な生命の価値、したがってまたたんなる延命を絶対化しない。ただしＳＯＬと対置されると、ＱＯＬの立場は生命の尊厳を軽視しているかのように捉えられかねない。その意味で、QOLとSOLを対置させることは避けたほうがよい。

安楽死

治療行為の中止の問題もそのなかに含めながら、安楽死の問題がしばしば議論を呼んできている。安楽死（euthanasia）ということばは、「良い死」を意味するギリシャ語からきている。苦しみのない楽な、安らかな死である。ただし現在、安楽死ということばはこの意味を保存しつつも、かなり限定された内容をもっている。もし重病の人がその苦しみに耐えきれなかったり生きつづける意味を見失って、安楽な死を求めてみずから命を絶ったとき、それは自殺であって安楽死とはいわない。安楽死として議論になるのは、その死に周囲の人（医療者、家族など）が手を貸す場合である。「殺す」とまではいわないにしても、「死なせてあげる」といった行為が介在している場合である。

安楽死を論ずるとき、避けて通れない歴史的事実がある。ドイツでナチスの時代に精神病者、重度障害者を「安楽死」させた。生きるに値しないとか、死んだほうが本人も幸福だという理由でこれを安楽死と呼んだのである。これは本人の意思とは関係なくなされ、ただの殺人としかいいようがない。現在、安楽死を擁護する人でも、こうしたものを擁護しようというのではなく、本人の意思を前提とし、様々の条件を満たしてはじめて考慮されるものと見ている。とはいえ、安楽死がともすれば危うい方向にむかいかねないものだということは、知っておくべきである。

安楽死は殺人、ないしは嘱託殺人や自殺幇助（ほうじょ）の疑いがあるため、法廷に持ち込まれることがある。我が国では、名古屋高等裁判所が判決にさいして示した安楽死を認めうる六要件（一九六二年）が拠り所とされてきた。それは次のようなものであった。

①　病者が現代医学の知識と技術からみて不治の病に冒され、しかもその死が目前に迫っていること。
②　病者の苦痛が甚だしく、何人も真にこれを見るに忍びない程度のものなること。
③　もっぱら病者の死苦の緩和の目的でなされたこと。
④　病者の意識がなお明瞭であって意思を表明できる場合には、本人の真摯な嘱託又は承諾のあること。
⑤　医師の手によることを本則とし、これにより得ない場合には医師によりえないと首肯するに足る特別な事情があること。
⑥　その方法が倫理的にも妥当なものとして認容しうるものなること。

事件は不治の病で苦しむ父親の強い願いにより、息子が薬物を飲ませて死なせたというものであり、判決では⑤、⑥の要件を欠くとして嘱託殺人罪にあたるとされた。

横浜地方裁判所判決

さらに一九九一年には、東海大学安楽死事件が起き、世間の関心を集めた。東海大学医学部付属病院で、多発性骨髄腫で入院していた男性に、家族の要請で若い主治医が塩化カリウムを注射して死なせたという事件である。一九九五年に出た横浜地方裁判所の判決で、医師は執行猶予つきの有罪となったが、ここであらためて安楽死についての基準が示された。まず治療行為の中止の要件を三点にわたって示し、次に安楽死が許容されるための要件を検討している。そのなかで、安楽死の方法を次の三つに分ける見方が紹介されている。

消極的安楽死　苦しむのを長引かせないため、延命治療を中止して死期を早める不作為型。
間接的安楽死　苦痛を除去・緩和するための措置を取るが、それが同時に死を早める可能性がある治療型。
積極的安楽死　苦痛から免れさせるため意図的・積極的に死を招く措置をとる。

先に言及した治療行為の中止は消極的安楽死にあたる。いずれの安楽死についても、患者の自己決定が重視されている。そして消極的安楽死、間接的安楽死の場合は家族などによる本人の意思の推定も認めているのに対し、積極的安楽死では本人の明確な意思表示を横浜地裁判決は要求している。名古屋高裁の場合と同様、この事件は積極的安楽死にあたる。これをおこなうのは医師であるとしたうえで、横浜地裁判決では次の四つの要件にまとめなおしている。

①　患者が耐えがたい肉体的苦痛に苦しんでいること。
②　患者は死が避けられず、その死期が迫っていること。
③　患者の肉体的苦痛を除去・緩和するために方法を尽くして他に代替手段がないこと。
④　生命の短縮を承諾する患者の明示の意思表示があること。

横浜地裁のこの四要件を名古屋高裁の六要件と比較すると、患者の明示の意思表示を要求する点で大きく異なっている。患者の自己決定権の重視、また「治療行為の中止」の検討をはじめ、判決文には、この間の終末期の医療の在り方にかんする議論の深まりが反映している。

2　アメリカの安楽死裁判

我が国におけるふたつの判例を見てきた。横浜地裁判決が出てから一年後の一九九六年、京都府の京北病院で院長が末期がん患者に筋弛緩剤を投与して安楽死させたとして、警察の捜査を受けた。はじめ院長は安楽死の意図があったとしていたが、のちには患者の苦しみを軽減するためであったとしているようである。患者は院長の年来の友人であったという。今この事件には立ち入らないが、報道で見るかぎり、この院長が安楽死、さらには終末期の医療の在り方について、十分な認識をもっていたのか疑問が残る。さて、この事件を含めて、いずれもがんなどの末期の患者の安楽死問題であった。我が国ではこれまで、裁判などに持ち込まれ議論されることはなかったとはいえ、安楽死は植物状態の患者についても問題になる。アメリカではこれについてかなり以前から、活発な議論がなされてきた。

植物状態患者の安楽死――クインランとクルーザン――

アメリカでももちろん、がんなどの末期の患者の安楽死が大きな位置を占めている。ミシガン州のジャック・キヴォーキアン医師は四〇人を越える末期の患者の安楽死にかかわったという。たびたび殺人罪で逮捕され、裁判にかけられた。安楽死を推進するいわば確信犯といえる。ただし、本人の意思を第一に考え、殺人ではなく自殺幇助ということで一貫している。こうした安楽死とならんで、植物状態の安楽死論議がアメリカでつづいてきた。植物状態とは、医学的には大脳皮質の新皮質や辺縁皮質の機能が遮断されるか脱落した状態と説明される。遷延性植物状態とか、遷延性意識障害という学術用語も用いられる。その状態は多様であろうが、交通事故や脳卒中などにより、かなりの患者が共通した症状を示す。そうしたいわゆる植物状態の臨床症状は、たとえば次のようにまとめられている（一九七二年、日本脳神経外科学会会員グループによる）。すなわち、通常の生活をしていた人が脳の病変を経過し、以下の状態になったときである。（1）自力で移動ができない。（2）自力で食物摂取ができない。（3）屎尿失禁状態にある。（4）目は物を追うが、認識できない。（5）簡単な命令（手を握って、口を開けて）には応ずることもあるが、それ以上の意思の疎通がない。（6）声は出しても意味ある発語はできない。（7）以上の状態が三カ月以上持続する。この状態に改善の見込みがなくなったとき、それでも治療・看護をつづけるべきなのか、といった問題が生ずる。

ニュージャージー州に住む二一歳のカレン・クインランは一九七五年四月、パーティーのさいに酒と薬物をともに飲んだためか昏睡状態に陥り、やがて植物状態になった。両親は娘の回復が望めないため、人工呼吸器をはずして安らかに死なせてあげたいと思った。医師側はこれに同意しなかったため裁判に持ち込まれ、ニュージャージー州最高裁判所は人工呼吸器の取りはずしを認めた（一九七六年）。しかし、意外なことにカレンは自力呼吸をあるていど回復し、その後九年ほど生きつづけた。生きつづけたことに、人間の生命力のすばらしさを感ずることができる。とはいえこのことを重視しない人もいる。生きつづけたとはいえ、植物状態を脱したわけではないからである。そこで同じく生命維持装置のひとつである栄養・水分補給装置の扱いが問題になる。回復の見込みのない植物状態での生命維持を重視しない人にとっては、人工呼吸器とともに栄養・水分補給装置をはずしてもよかったのである。

ナンシー・クルーザンは一九八三年、二五歳のとき交通事故にあい、植物状態となった。呼吸は自力でおこなっており、栄養と水分の補給があれば、三、四〇年は生きることができそうであった。両親は人工的に栄養と水分を補給して生きつづけることは娘の意思ではないとし、これをはずすことを訴えた。ミズリー州最高裁判所と連邦最高裁判所で争われたが、本人の意思の確認に問題を残しながらも、こうした場合に死を選ぶ権利は認めるというのが結論であった。そしてナンシーは一九九〇年に死を迎えた。この裁判と安楽死の過程がビデオテープにも撮られ、日本でもテレビ放映で見ることができた。この場合、栄養、水分が絶たれ、ある面で餓死させられたといえる。この方法は先の横浜地裁の区分によれば、消極的安楽死にあたる（判決文で栄養・水分補給も治療中止措置の対象にあげている）。現場の医療者にあって、一般的に治療をあきらめることはあっても、栄養・水分補給まで止めることには心理的抵抗が強いといわれる。消極的安楽死と積極的安楽死を区別するのはよいとしても、この例をみると前者のほうが穏当だとは必ずしもいえないのではないか。

安楽死の是非をめぐる議論のなかで、いつでも自己決定権が重視されてきた。生命の尊厳という私たちの大前提に対して、それを多少とも限定する根拠があるとすれば、本人が自己の生命についてみずからの意思によって処置する自己決定権にあると思われた。カレン・クインランの場合でもナンシー・クルーザンの場合でも、本人がそうした状態で生きることを望むはずがない、あるいはまだ元気なときにそうした状態なら死ぬことを望むと話していた、ということが強調された。安楽死を容認するとすれば、確かに本人の意思を基本とすべきである。ところが植物状態になると、それがむずかしい。本人の意思の推定も、実際のところ困難なことが多い。そうしたところから、この点についてあらかじめ、自分の意思を表明しておく人たちが出てきた。不必要な延命治療は拒否するという趣旨のもので、リビング・ウィル（生者の意思、生前発効遺言などと訳される）と呼んでいる。最近では事前指定書（advance directive）ということばも使われている。またそれにより迎える死は、安楽死ではなく、尊厳死（death with dignity）、自然死（natural death）と呼ばれることが多い。

安楽死容認の動き

こうした事態と並行して、アメリカでは安楽死容認の法制化の動きも起こってきた。すでに一九七六年にカリフォルニア州で自然死法が制定された。それによれば、患者は一定の条件のもとで生命維持装置をはずすよう医師に求める文書に署名することができる。他の州でもこれにならうものが出てきた。とはいえ積極的安楽死は長いこと認められてこなかった。そしてこれをおこなった医師が告訴されたりしている。一九九四年になってオレゴン州で経口薬による安楽死を容認する尊厳死法が住民投票で可決された。曲折を経たものの一九九七年に施行された。オーストラリアでは一時、法制化の動きがあったもののくつがえった（一九九六－一九九七年）。

安楽死について、もっとも前向きに取り組んできたのはオランダである。一九九三年に安楽死を事実上、容認する法案が施行された（「改正・埋葬法」）。オランダでは次のような例も出てきた。離婚とふたりの息子の死で生きる気力を失った重い鬱病患者に対して、シャボット医師は自殺の幇助をした。これは安楽死と認められるかどうか、裁判になった。一九九四年の最高裁判決は「有罪であるが、刑罰を課さない」というものであった。オランダでは家庭医が発達し、患者により親身に接するなかで選ばれた方法であったようである。安楽死を容認する立場をとるのであれば、こうした事態にひとつひとつ対処してゆく覚悟がなければならない。安楽死は、末期がんや不可逆的植物状態などのさいの、ひとつの対処の仕方として考えられてきた。そうした安楽死は許容される場合があるだろう。しかし、治療のゆきづまりがそのまま安楽死の選択につながるとすれば、問題である。第9章でふれる終末期の医療の試みをも考えあわせ、慎重に対処しなければならない。

3　もうひとつの安楽死

以上であげてきた例は、すべて死の自己決定という線にそった安楽死であった。クインランやクルーザンの例ではこの確認に問題を残したが、今後は事前の意思表明をはかるようにすることで対処できる。我が国でこの種の運動を進めている最大の団体である日本尊厳死協会では、「リビング・ウイル――人生の最終段階における事前指示書――」という文書を作成し、それに署名するというかたちをとっている。内容は（二〇二二年の改訂版による）、①死の迫っている場合や、意識のない状態が長く続いた場合に死期を引き延ばすためだけの医療措置は希望しない、②ただし心身の苦痛を和らげるための緩和ケアは、医療用麻薬などの使用を含めて充分に行ってほしい、③この二点を代諾者や医療・ケアに関わる関係者は繰り返し話し合い、希望をかなえてほしい、というものである。それに関連する希望を表明することもできる。日本尊厳死協会は安楽死協会から出発した団体であるが、積極的安楽死にあたるものは支持せず、安楽死ということばは今では批判の対象としていて、使用しない。

対応能力が欠けている患者の安楽死

安楽死の容認や法制化に対して、障害者団体等より危惧の声もあがっている。ナチスによる「生きるに値しない生命の抹消」を掲げた安楽死計画につながることへの警戒がある。自己決定を固守すれば、それへの歯止めがかかるかもしれない。そうすれば自己の意思に反して安楽死の対象になることはない。弱者が犠牲になることは防げるようにも思われる。しかし、障害者団体等の危惧には根拠がある。ふたつをあげておこう。まず簡単なところでは、自己決定について、いつも用心しなければならない問題がある。臓器提供の場合などにもありえたように、自発的とはいいながら、当人に有形無形の圧力がかかる場合がある。これについてはいつでも警戒が必要である。次に、より根本的な問題として、対応能力の欠けている人の安楽死の可能性である。これについては、アメリカで起きたふたつの裁判例が参考になる。

① ジョーゼフ・サイケヴィッチ

六七歳のジョーゼフ・サイケヴィッチは大半を施設で暮らしてきた。IQは一〇で、精神年齢は三歳以下である。一九七六年に急性の骨髄性白血病にかかった。不治であり、化学療法をすれば多少の効果を望めるが、副作用も大きい。代理人の判断により、治療中止が認められた。

② ベビー・ドウ

ドウは一九八二年に、ダウン症候群と気管・食道瘻をもって生まれてきた。気管・食道瘻を手術すれば五〇パーセントの成功率であり、手術しなければ死亡するであろうという状態であった。両親は治療しないという希望であったが、裁判となった。ドウはその間に、生後六日で死亡した。

いずれも治療中止の例であり、消極的安楽死といえる。このように対応能力（自己決定能力）が欠けている場合、先の自己決定に基づく安楽死の原則は通用しない。そうするとこのような場合、安楽死は認められないのであろうか。①の場合、カレン・クインランやナンシー・クルーザンともちがい、本人の意向を推定すること自体が困難である。そこで代理人（これは正常な理性的判断を代弁する者であろう）の判断に従うことが認められた。②の場合、のちに保健福祉省が示した見解では、ダウン症候群を理由に治療を中止することは認めない。ただし、無脳症児の場合はやむをえないとしている。

我が国では、こうした場合についての議論は十分なされていない。先の横浜地裁判決でも、事件が末期がん患者の積極的安楽死だったためやむをえないとはいえ、そうである。積極的安楽死については、患者の明示の意思表示を不可欠とし、ほとんど実施が不可能なほどきびしい条件をつけている一方で、右のような自己決定の不可能な例についての判断は不明である。とはいえ、法律などにより基準を設け、たとえばこの程度の障害なら治療中止してよいと合法化するのも、問題が多いのは事実である。滑り坂の論法とか、楔（くさび）論法といわれるように、いちど歯止めをはずすと、あとはなしくずしに拡大して、ナチスの安楽死計画にまでいたる恐れがないとはいえない。

安楽死問題の現段階

現代の医療が過度の延命治療に走りやすい体質をもっているのは確かである。他方で、これ以上治療をつづけてもむだであろうと医師と家族が話し合い、治療を中止する場合も多いのではないか。ただ延命治療の建前が強いため、そうした判断が闇に隠れてしまいがちである。それは外国でもいえることであろう。ひとつ注目されるのは、オランダではその実態の調査をおこなっていることである。それは安楽死問題を検討するために一九九〇年に設置されたレメリンク委員会の委嘱により、おこなわれたものである。一九九〇―九一年、一九九五―九六年の二回にわたり実施された。そこでの推計によれば、全死亡者のうち、約二パーセントは安楽死（患者の意思に基づく積極的安楽死）、約〇・三パーセントは医師の自殺幇助（患者が自分の生命を終焉させることのできるように薬剤を準備する）により死亡している。また「患者からの明確で持続的な要請なしに医師によっておこなわれる生命終焉行為」も約〇・七パーセントほどある。また死亡者の三人に一人は、その死にあって医療者の「生命終焉にかんする医学的決断」（不治療ないし治療中止などの消極的安楽死、苦痛や症状の緩和による間接的安楽死などを含む）を多少ともこうむっていると推定している。

オランダ（二〇〇二年四月）、ベルギー（二〇〇二年五月）、ルクセンブルク（二〇〇九年）のベネルクス三国で、相次いで「安楽死法」が施行されたことは多くの人々の関心を呼んだ。それぞれ独自に検討し、相違もあるとはいえ、趣旨において大きな隔たりはない。ここではオランダの安楽死法、正しくは「要請に基づく生命終結および自殺幇助（審査手続）法」にのみ言及する。すでにふれたように、オランダでは安楽死に以前から関心が強く、表面に出てはいないものの実質的になされている安楽死ないしそれに近い措置についての調査もおこなってきた。そうした基盤のうえに立って安楽死法を制定したのである。安楽死を合法化したのではなく、安楽死法の定める「注意深さの要件」を満たしているときには訴追されないとしたのだとはいえ、安楽死の措置に道を開いた。「注意深さの要件」としては、医師が「患者による要請が自発的で熟考されたものであること」、「患者の苦痛が永続的なものであり、かつ耐え難いものであること」を確信している、医師および患者が「患者の病状の合理的解決策が他にないこと」を確信している、といった要件があげられている。安楽死を認めるとすれば、それを適正に支える制度的裏づけが欠かせない。オランダにおける家庭医の発達が大きな役割を果たしている。加えて安楽死法では、この法律の適正な運用を審査する地域安楽死審査委員会の設置を定めた。

審査委員会はその後よく機能しているようであり、またレメリンク委員会による調査はその後も五年ごとに繰り返されて状況の把握に努めている。こうした努力があってはじめて、滑り坂を転がるように安楽死が拡大しないかという危惧を払拭できるであろう。我が国でも、以前から安楽死ないしはそれに近い措置は潜在的にはなされている。それを透明化し、合意をとおして法律やガイドラインの制定をめざすとすれば、学ぶべきところは多い。他方でしかし、「死が避けられず、その死期が迫っている」といった条項はなく、それと関連することであるが、認知症や精神疾患の患者の安楽死が実施されている。にわかには受け入れがたいところがある。慎重な検討が必要である。

この三国以外にも、すでに「安楽死」を法的に許容する国は多い。またそうした国に行って処置を受ける人もいる。高齢者の増加、それにともなう認知症の人々の増加もこれにかかわってきている。一般論だけではなく、個々の例にしっかりと対応してゆくことがたいせつである。

問題１　積極的安楽死を許容しうる場合があるか、自分の意見をまとめなさい。また、名古屋高裁、横浜地裁ともに、安楽死の実施を医師に委ねているが、その点はどうか。

問題２　ある条件下に、人工呼吸器をはずす消極的安楽死が容認される場合がありうるとしても、栄養と水分の補給を止めることも同様に容認できるであろうか。

問題３　安楽死、尊厳死、自然死ということばを比較し、意味のちがいを考えてみなさい。

第8章　人間とは何か

1　世界の中の人間

生命倫理の問題を考えていると、あらためて人間とは何かを問いなおす必要を感ずる。人間的な医療の在り方を考えるとき、とりわけ誕生と死の場面におけるそれを考えるとき、この問いに直面する。人間とは何かについて、ここでまとめて検討しておきたい。

人間の位置

人間は理性的存在である、あるいは人間は理性的動物である、という人間の規定について、第1章でふれた。そうしたギリシャ以来の西洋の人間観にあるのは、次のような階層的世界観である。いちばん下に物質的段階を置き、その上に植物的段階、さらに動物的段階、そして頂点に人間を置く。アリストテレス（前三八四―三二二）はここで、上の段階への移行を、能力の追加として捉えている（『霊魂論』）。いま、アリストテレス的な発想に基づき、ただし彼の語法にあまりとらわれずに、私たちなりに整理してみよう。

たんなる物質と植物的段階の境は、生命のあるなしである。生命を特色づけるものとして、呼吸作用、栄養作用、生殖作用をあげることができるだろう。さて、植物の上に動物を置くことはいつも適切とはいえないかもしれない。原生動物よりも高度といえる植物があるようにみえる。ただ、そこはアリストテレスに従って、動物的段階を上に置くことでよいことにしよう。さて動物的段階の特色は、動けることにある。また概してすぐれた感覚能力をもっている。特に視覚がそうである。さて次に動物から人間への上昇を決定づけるものはなにか。これはアリストテレス以来、理性とされてきた。人間は理性的存在、あるいは理性的動物といわれる。理性の内容としては思考能力を置くことができる。そして思考には、真偽が問題となる科学的・合理的思考と、善悪が問題となる倫理的・道徳的思考の両方が含まれる。図で示せば、下のようになる。

こうした図式では、存在を階層（ヒエラルキー）的に捉え、人間をその頂点に置くことになる。これは人間のエゴイズムであり、傲慢さを示すことにならないだろうか。そうした危険性は確かにある。ただ、ここでむしろ、この図式における次の面を強調しておきたい。上位に来るものは、下位にあるものを基盤としてはじめて成り立つ。

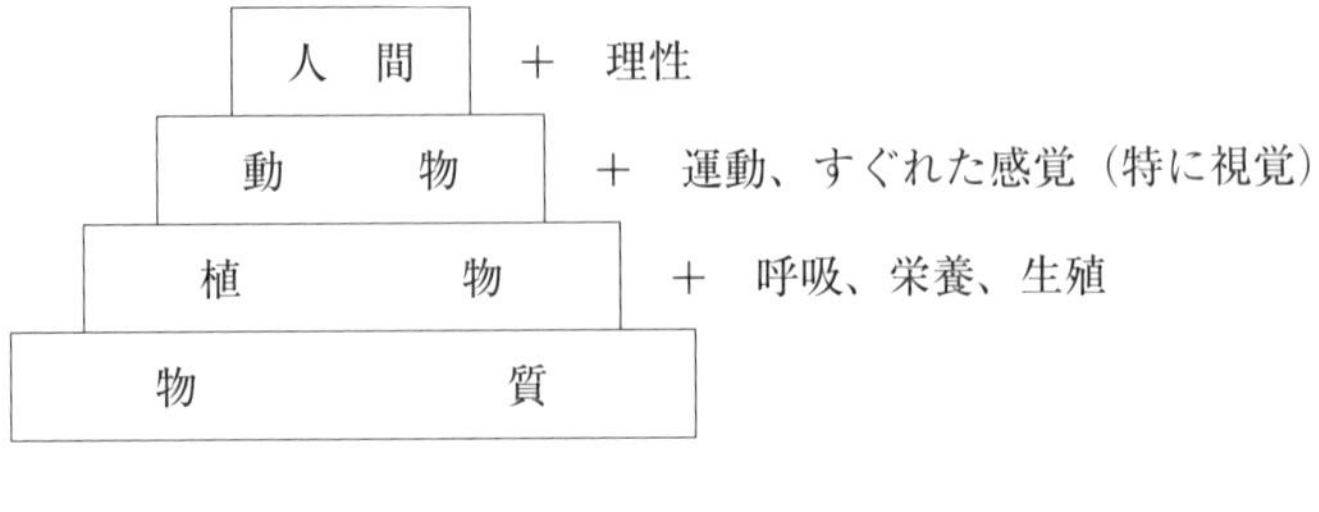

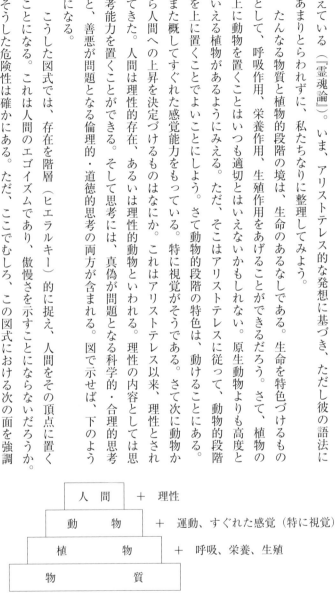

また、上位のものは、下位のものをみずからのうちにその要素として含んでいる、ということである。つまり人間は、物質、植物、動物を基盤としてはじめて存在しうる。そして人間みずからのうちに物質的、植物的、動物的要素を抱えているのである。理性が加わることにより動物的段階を超えているとはいえ、それを過大視してはならない。

意識の働き

西洋近世哲学では意識の働きを、理性を支えるものでありながら、より根底にあるものとして捉えるようになってきた。意識とは「あるものをあるものとして気づく働き」といえる。人間はこの働きをもっている。動物もこの働きをもっているのではないか。つまりある机を見て、机として気づく働きをもっているのではないだろうか。犬は机を机として、あるいは自分の食べ物である肉を肉として見分けているのではないだろうか。けれども西洋近世哲学においては、動物にはそうした意識の働きを認めないとする考えが主流だった。こうした考えには違和感をおぼえる人も多いはずである。

それでも、次のところまで話が進むと、あるていど納得できる。意識の働きのうち自分にむかう意識、つまり自己意識が特に重視されてきた。これは簡単にいえば、自己を自己として意識する、あるいは気づく働きである。人間はこの働きをもっており、動物はこれをもっていないと西洋近世哲学の主流は考える。先の場合にくらべ、自己意識の場合はこれに同意できそうな気がする。動物は自己意識はもっていないかもしれない。犬のポチは、ポチと呼ばれるとしっぽを振りながら寄ってくるかぎりでは、自己意識をもっているかにみえる。けれども、ポチには自分は一匹のポチという犬であるという自己意識が欠けているのではなかろうか。夏目漱石の『吾輩は猫である』は、自己意識をもたない猫が吾輩は猫だと語りはじめるところにおかしさがある。

人間中心主義の問題点

この世界の中で人間を独特の存在として位置づけることには、光の面と影の面がある。人間である以上だれでも独特の、かけがえのない存在として位置づけられなければならない。かつて人を奴隷とし、そして奴隷を牛馬のように、物のようにみなす思想が通用していた。それに反対して提起されたのが基本的人権の思想である。人権思想は政治的・社会的次元で提起されたものであり、世界の中での人間の特権的地位を主張したものではない。そこから過度の人間中心主義に進むとすれば問題である。宇宙まで持ち出さないまでも、この地球上で、みずからをあるていど相対化しつつ、自然界の中で他の生物と共存していく姿勢が必要である。環境問題の深刻化とともにこのことについての自覚が高まりつつある。

生物をもたんなる物としてみる近代の科学的世界観の背景には、西洋近世の二元論があった。その点で、東洋の世界観は一元論的・有機的であるといわれる。たしかにそうしたところはあり、私たちは東洋の世界観を想起し、学びなおす必要がある。けれども、私たちの受け継いできた伝統は、個々の点ではかなり錯綜している。日本では、長いこと魚類は別として肉食を避ける習慣があった。近頃は欧米でふえている菜食主義を、昔からかなりよく実践していた。ただし、日本人が肉食を避けたのは生き物への愛情もあったかもしれないが、他面でそうした生き物を卑しみ、忌避したことのあらわれかもしれない。それは、「畜生」といったことばに含まれる、動物蔑視の感情にもうかがえる。

伝統の思想や文化を批判的に摂取しながら、人間の尊厳を保ちつつしかも他の存在との共生をはかる世界観、倫理学の構築が期待される。

意識の働きをもち、さらには思考能力のあることが人間である証とされる。第6章末で見たように、こうした働き、能力を欠くものは人間とはいえない、とトゥーリーは考える。この働き、能力をもつものが本来の人間としての資格をもつものである。こうした人格（person, personhood）概念を前面に出す立場や議論をパーソン論と呼んだりする。この立場は欧米の生命倫理にかんする議論のなかで、かなり強固である。

2　パーソン論

トゥーリーのパーソン論

トゥーリーはこの立場から、人工妊娠中絶と新生児殺しを擁護していた（「嬰児は人格を持つか」）。この人格概念は、西洋近世哲学主流の立場を継承したものだということができる。とはいえ、その立場がそのまま、中絶と新生児殺しについてのトゥーリーの見解をもたらすようには思われない。だがまず、彼の主張を聞いてみよう。

トゥーリーはこの論文で、人格概念を前提して、そこから単純に中絶と新生児殺しを演繹したわけではないだろう。むしろ、中絶と新生児殺しの問題解決のために、人格概念の再構成をおこなう、という面もあったと思われる。「あるものが人格である」ということは、「あるものが生存する重大な権利を持つ」ということと同じ意味である、と彼は考える。それでは、どんな要件をみたすものが生存する重大な権利をもっているのだろうか。トゥーリーは次のような立場を表明する。

「ある有機体は、諸経験とその他の心的状態の持続的主体としての自己の概念を持ち、自分自身がそのような持続的存在者であると信じているときに限り、生存する重大な権利を持つ。」

この要件は、すでにふれたように西洋近世哲学で重視されてきた、自己意識の概念にほかならない。こうした自己意識要件を満たしているものを人格と呼んでよい。そして人格は生存する重大な権利をもっている、とトゥーリーは見るわけである。

伝統的な枠組みから見て、自己意識は人格にとって不可欠の要件であるが、人格にはさらに他の要件も加えられることがある。たとえば道徳意識がそれである。しかし、トゥーリーはここで、欲求という要件を取り入れている。欲求をもっていることが、そのものが権利をもつことの必要条件だと彼は見る。このさいトゥーリーにとって自己意識と欲求は別々にあるわけではなく、一体となっている。そして、生存の権利というのも、自己意識をもった持続的主体の生存ということであって、生物学的なあるいは身体的生存は副次的意味しかもたない。

トゥーリーのこのような考えからすれば、そうした生存の欲求をもたなくなった人格は、生存への権利も失うことになる。この点についてはしかし、彼は三つの留保を置いている。すなわち、(1)個人の欲求が、感情的な錯乱状態を反映しているような状況、(2)それまでは意識のあった個人が、一時的に無意識状態になっているような状況、(3)個人の欲求が、条件づけや洗脳によってゆがめられているような状況――こうした場合にはたとえ生存の欲求が消失していても、権利が失われたとはみなさない。つまり生存の権利の根拠である「欲求」は、現にある欲求というよりも、欲求の「概念的可能性」なのである。

以上の基準に照らして、胎児や新生児殺しは道徳的に承認されうるとトゥーリーは考える。彼らは自己意識をもった主体とはいえないし、したがってまた、その生存の欲求をもちえないからである。この場合、新生児がいつ頃から自己意識をもち始めると見るかが問題になる。つまりどこで線引きができるのか、という問題である。ここに、生命倫理の議論でしばしばいわれる「滑り坂の論法」、ないしは「楔（くさび）論法」の危険が現れてくる。生まれてきた新生児は人間としていかに未熟であろうとも、私たちは一個の人間として扱うことを原則としてきた。トゥーリーのいうような理由でこの原則をくずすと、際限がなくなりはしないか。新生児だけではなく幼児でも人格として認めにくくなりはしないか、等々。いわば坂道をしだいに勢いをまして滑り落ちていくように、楔を打ち込まれた木や岩がだんだん亀裂を深めていくように、歯止めがきかなくなるおそれがある。これに対しトゥーリーは、新生児殺しが許される期間を生後一週間にすればよいとしている。これは、生きつづけてゆくのがほとんど不可能であったり、あるいは人格的存在へと成長してゆくことができない新生児――それはこの一週間のうちにわかるケースが多い――を死なせる可能性を配慮しての選択であろう。あるいはもっと広く、たとえば経済的に子の養育が難しいといったケースも彼は顧慮しているのかもしれない。

こうしたいわゆるパーソン論の立場は、欧米やオーストラリアでかなりの力をもっている。右では、人の誕生をめぐっての議論であったが、終末期や死の段階においてもこのパーソン論がその立場を貫徹しようとすることが予想される。あるいは右の議論で新生児を死なせることは、そのまま安楽死の問題にもつながってくる。

エンゲルハートのパーソン論

エンゲルハートもまた、このパーソン論の立場にたっている。彼の立場を『バイオエシックスの基礎づけ』（特に第4章）によって見ておこう。そこで人格について体系的に叙述しているからである。彼はヒト（human）と人格（person）を区別する。前者は生物学的な概念であって、人間を固有な存在たらしめているのは人格のほうである。その人格を特徴づけているのは、自己意識、理性、道徳感覚の三つである。これにより「対応能力を備えた（competent）」ヒトが、特別な道徳的存在である。したがって「胎児、乳児、ひどい知恵遅れの人、不可逆的昏睡状態にあるヒトなどは、人格ではないヒトの例である」。それらは道徳的顧慮の対象とはなりえない。このような考え方は、先のトゥーリーの立場と基本的には同じである。人格をもつものが眠り込んだからといって、それで人格を失うわけではないことを、エンゲルハートは根拠づけようとする。それはトゥーリーが、一時的に生存欲求を喪失しても人格固有の権利を失うわけではないと説くのに照応している。

とはいえ、エンゲルハートの特徴は、「道徳的主体である人格」と「道徳的主体のもつ諸権利が与えられる人格」を設定する方向に進むことである。前者は本来の人格であり、後者は社会的人格である。どんな社会にも、こうした社会的人格が通用しているとエンゲルハートはいう。乳児は、それ自身は人格をもっていなくとも、人格的存在と同等の権利をもつものとして認知されることが多い。この社会的人格を立てることにより、先に人格ではないとされた「胎児、乳児、ひどい知恵遅れの人、不可逆的昏睡状態にあるヒト」も、人格固有の権利が認められる道が開かれてくる。このエンゲルハートのとる方向の評価は、ふたつに分かれるであろう。「社会的人格」を取り入れることにより、パーソン論者が陥りがちな、人間的感情を重んじない硬直した態度を避けることができる。他面、社会的人格は、本来の人格をもつ人々からなる道徳的共同体の認知の上で、はじめて成り立つ派生的人格にすぎない。エンゲルハートはパーソン論の立場を維持しているといえる。

3　パーソン論と動物の地位

パーソン論の射程

パーソン論は哲学史的にいえば、カントの人格論などにつながるものであり、強固な倫理的原理を提供してくれる。そしてエンゲルハートが試みたように、人格論の原理を維持しながらも、その幅を広げてゆくことも可能である。人の誕生にかんしてと同様、この立場は人の終末にかんしても指針を示すことができる。脳死を死として認めるかどうか、安楽死を認めるかどうかといった議論についてである。また第11章で扱うインフォームド・コンセントの重要な柱となる自律の原理について、パーソン論はその見識を示すことができるであろう。

パーソン論は形式主義に堕してはいないか、私たちの視野を狭めてはいないか、といった印象をもつ人は少なくない。パーソン中心主義、そして非パーソン的ヒトの軽視が私たちの感情と調和しづらい。「胎児、乳児、ひどい知恵遅れの人、不可逆的昏睡状態にあるヒト」は、エンゲルハートによって「社会的人格」として認知される。その場合、彼らの価値は彼ら自体にあるのではなく、派生的な価値にしかすぎないことになる。すでに述べたようにパーソン論は、哲学史的にいえば西洋哲学の主流をなしてきた人間論・人格論の系譜にあるといえる。とはいえパーソン論は、そこから脱却する側面も内在させているようにもみえる。それは動物、ないし人間と動物の関係の捉え方で一部に現れてきている。従来の西洋哲学の主流の枠組みでは、人間と動物の境目は絶対的なものであった。デカルトにとってもカントにとってもそうであった。ところが、伝統の人格概念を受け継ぎながら、一部にこの境目をくずしてゆく方向が出てきている。

パーソン論の立場にたつ人々の一部に、動物の位置づけにかんしてひとつの特徴的な論調が見られる。トゥーリーは先の「嬰児は人格を持つか」の議論の延長で、次のような問題を提起している。それは「ホモ・サピエンス以外の種に属する成体の動物もまた、生存する重大な権利を所有することができるのではないか」という問題である。動物もまた「持続的な主体としての自己の概念を持ち、自分自身がそのような持続的存在者であると信じている」可能性があるからである。そうすると、私たちのふだんの動物の扱い方は、道徳的に根本的な反省を迫られることになる。この動物の生存の権利の問題を精力的に展開してきたのが、同じくパーソン論者のひとりといえるオーストラリアの哲学者、ピーター・シンガーである。彼はいくつかの著書、論文でこれを論じているが、以下では彼の『実践の倫理』によりその立場を見ておきたい。

シンガーの動物の権利論

シンガーの『実践の倫理』（一九七九年）は、応用倫理学を扱った本である。それにしても、全一〇章のうち二章が動物の問題に割かれているのは特徴的である。人間はそれぞれの個体間に様々な相違を抱えていながらも基本的に平等である、と私たちは考えている。しかし、この原理を人間のみに限定するのはまちがいだとシンガーはいう。それは人間という種を不当に特権化する差別主義にほかならない。人間のみがパーソンたりうるという考えがそもそも偏見なのである。他の動物だってパーソンでありうる。パーソンの要件として彼が考えているのは「理性的で自己意識のある」ことである。理性ということでは、ふつう概念的思考能力を想定することが多い。ただシンガーはここではもう少し漠然と考えていて、むしろ自己意識を機軸に整理しているといえる。そして「理性的で自己意識のある」ということを、「自分たちを過去と未来を持ち、他とはっきりと異なる存在として意識している」ことと言い換えてもいる。

シンガーは、自己意識をもつ段階の下に、自己意識にまでは達しないが意識はもっている段階を想定している。気づく働きはもっている段階である。自己意識をもつことは「生きることへの欲求」をもつことにつながる。意識だけの場合は、そこまで達しないものの快苦の経験はもつことになる。そしてこの下には生命はあっても、意識すらもたない段階が想定される。チンパンジーやゴリラはこうした自己意識をもつ、すなわちパーソンたりうる第一候補であり、シンガーはもうパーソンとみなしているようである。私たちなら、ここから犬や猫、馬や牛はどうかと進みたいところであるが、シンガーは次の候補としてクジラとイルカをあげている。意識のみをもつ動物については、はっきり名指ししていないものの、下等な動物が考えられている。生命のない物質とともに植物は、意識、したがってまた快苦の感覚はもたないとシンガーはみなしている。

こうした見通しのもと、シンガーは動物の権利の擁護を主張する。私たちもまた、動物をむやみに殺したり、苦しめることには反対である。そこで問題になるのは、食料としての動物である。また医学、生命科学との関係では、動物実験の問題も無視できない。この二点についてのシンガーの見解を確かめておこう。シンガー自身は菜食主義者であるといわれるが、ここで肉食を非難してはいない。動物の権利を擁護するとはいえ、動物にあって自己意識の段階に達しているもの、意識の段階のもの、意識も稀薄なものという段階的図式が彼にはある。そして同じ自己意識の段階にあっても、人間と他の動物ではかなりの程度の差が想定される。したがって人間が他の動物を食用とすることはあるていど容認してよいと思われる。それに動物どうしもまた食べたり食べられたりという相互依存の事実がある。とはいえ、それを無制限におこなう権限を私たちはけっしてもっていない。意識の段階に達していると思われる多くの食用動物は、快苦の感覚がある。そうした動物に苦しみを与えてはならない。それに、肉食は私たちの生存の不可欠の条件とは思われない、とシンガーはいう。そこで私たちは、この「人間の比較的小さな利益」と「関係する動物の生命と福祉」を比較考量しつつ食用にするのでなければならない。こうした観点からシンガーがやりだまにあげるのは、畜産工場化した現代の食肉生産である。動物を私たちが生活するためのたんなる手段とみなし、しかも工場内で動物たちを不快で不健康な檻のなかにぎゅうづめにすることは、とうてい容認しえない。

動物実験についてのシンガーの見解も、同じ方針から出てくる。人体実験も私たちは実施しているわけだが、そのさいにきびしい条件を課している。動物実験についても同様な配慮が、すなわち動物の「利益に対する平等な配慮」がなされなければならない。ただしこの利益の発生は意識や自己意識の発達程度に相関するので、結果的に人間のほうが優遇されることにはなってくる。動物をどう位置づけ、動物とどうつきあってゆくかは、環境問題とからんで重要な論点となってきている。西洋において、キリスト教は人間と動物の区別を強調し、また近代思想は動物を物や機械の次元で捉えてきたと一般にいわれる。そうした伝統のなかでシンガーの立場がどのような意味をもつのか、興味をそそられる。

シンガーの以上の立場にはしかし、もう半面がある。動物を擁護する一方で、自己意識や意識の働きの劣る、ないしは欠けた人間の権利に疑いをむけることになる。彼らはヒトではあってもパーソンとはみなしにくいからである。この点でシンガーはパーソン論の原則をしっかりと守っている。「私の議論の目的はむしろ動物の道徳上の地位を高めることであって、誰であれ人間の地位を引き下げることではない」と彼はいっている。とはいうものの、そのさいの人間としての要件が問題になるのであり、彼の議論は弱者や障害者を差別することにつながるとして反感をかうことにもなる。

人間とは何かという問いは、哲学の根本問題である。伝統的答えを参照しながらも、生命倫理を問うなかで生じた問題を考え、そこであらためて出されてきた人間論を検討することをとおして、みずからの人間論を打ち立てる努力が必要になる。

問題1　人間の本質を理性に求める考え方が正しいかどうか、検討してみなさい。

問題2　動物、たとえば猿や犬は意識の働きをもつだろうか。自己意識はどうであろうか。

問題3　動物に対する現在の私たちの態度に問題があるだろうか。例をあげて考えてみなさい。

問題4　アリストテレスの枠組みでは、動物は植物の上にある。しかし、動物にはないけれども植物には備わっている優れた能力があるように思える。それは何だろうか。

第9章　緩和ケア

1　がんの治療

不治の病

不治の病ということばがある。かつては結核もそうした経過をたどることが少なくなかった。現在では結核という病そのものがまれになり、発病しても死にいたることは少ない。またハンセン病（らい病）のようにやはり不治で経過が悲惨なことが多かったため、恐れられた病気がある。伝染性があるということで、隔離されて一生を送ることを強制されたりした。これもすでに治療法が確立し、病状もより正確に捉えられ、不治の病ではなくなっている。現代医学はこのようにして、かつて恐れられていた病気を征服してきた。病気におびえることのない世の中に向けて、確実に前進しているようにみえる。

しかし、がん（癌）のようにいまでも不治の病として人々に恐れられている病気がある。進行性のがんは、外科的に切除したり放射線治療をしても、転移や再発により、死にいたることが少なくない。がんについてはこの三、四〇年、研究と治療法開発に莫大な資金を投入してきたにもかかわらず、その割には顕著な成果を収めていない。ただし現在、研究が多面的に進んでいるので、今後の見通しは暗くないかもしれない。私たちは難治・不治の病気制圧にむけて着実に進んでいるというべきであろうか。これについては、一九八〇年代以降、急速に世界に広がり、人々を震撼させたエイズのことを考えてみるとよい。医学・医療の明るい将来にむけての私たちの希望にエイズは冷水を浴びせた。これまでの病気を制圧するそばからあらたな難病が出現し、医学・医療の仕事には際限がなさそうである。もちろんエイズにかぎっていえば、私たちのこれまでの方針に従い、科学的解明によりその病気制圧にむけて進み出しているし、すでに予防・診断法は確立している。まだだいぶ時間はかかるにしても、いずれは完治をめざす治療法も確立するであろう。けれども第二、第三の恐ろしい伝染病が蔓延しないという保証はあるだろうか。また私たちの身体におよぼす環境破壊の影響は、予断を許さない。

こうした状況のなかであらたな医療の方向の模索も生まれてきた。ターミナルケア（terminal care＝終末期医療）もそのひとつである。それはメディカル・サイエンスの発展に基づく治療を基本とする現代の医療からの、転換を内在させている。人はいずれ死ぬことを視野のうちに入れ、死にゆく人へのケアを重視する医療である。それにふれる前に、そうした医療の大きなきっかけとなったがん治療のことを、ここであらためて整理しておきたい。

がんの治療とその限界

がんの原因は何かということが医学研究者の課題であった。一時は他の多くの病気のように、ウイルスの感染によるものではないかという説もあった。ある種の職業の人、またある種の食生活の人に特定のがんが多発することがあることから研究が進み、いくつもの発がん物質が突き止められている。そのため、タバコはやめたほうがよいとか、焼けこげた肉や魚をたくさん食べつづけないほうがよいといわれる。また生来の体質も多少関係し、がん検診のとき、近親者にがんになった人はいますかと聞かれる。がんの原因と発症、進行はしだいに明らかになってきている。とりわけ現在では、遺伝子レベルでの発がんのメカニズム解明が進んでおり、期待される。とはいえ、それがすぐに有効な治療に結びつくというわけではない。

がんの診断技術はかなり進み、それを発見し、悪性の程度などをかなりよく知ることができる。がんの治療法としては、外科療法、放射線療法、化学療法の三つが主要なものである。それぞれ、がんの外科手術による切除、がんへの放射線照射、抗がん剤投与などをおこなう。がんの種類によって効果も異なり、使い分けられる。単独で使われることよりも、二、三を組み合せて用いることが多い。そのほかに免疫療法が試みられており、また最近では遺伝子治療に期待がかけられている。がん治療のむずかしさは、転移と再発がしばしば見られることである。特に転移は治療をむずかしくする。もとのがんが発見されたときに、すでに転移が生じている可能性がある。その場合、もとのがんをいかにていねいに除去しても効果はかぎられてくる。もとのがんから遠く離れたところに転移が見られるいわゆる遠隔転移ということになると、有効な治療がしにくくなる。転移や再発への恐れから、過度な侵襲をともなう治療に走りがちになる。そうしたがん治療への懐疑を私たちはしばしば耳にする。治療の規模のわりには効果の定かではないことが多いからである。

こうした難治・不治の病気の場合、予防に力を入れることにもなる。エイズの場合はこれがウイルスによるため、その感染を防げばよく、効果は大きい。がんについては、発がん物質を避けるなどの予防法はあるものの、効果はかぎられている。そこでがんが大事にいたらないうちに治療して効果をあげようという、早期発見・早期治療という理念が浸透してきた。それに基づくがん検診は広く普及している。ただしこれについても、その成果は少なくないとしても、それに費やされる労力と副作用を勘案すると疑問であるとの声もあがっている。たとえばエックス線間接撮影を用いた胃がん検診は、それにかかる費用のほか、被曝というマイナス面がある。また胃がんが早期に発見されるか、あるいは症状が出てから発見されるかで、その治療と予後に格別の差がみられないという意見もある。がんは老化とかかわるところが多い。他面で老人のがんは進行が遅い。これをむりやり発見して治療することがよいことかどうかという疑問が出されている。

がんにかぎらず、これまでの医療の現場では、積極的治療をよしとするところがあった。有効な治療ができるときは当然であるが、できそうにないときでもそうであった。勇敢に病気と闘うことがよしとされた。たしかに治療をして試行錯誤するなかから、効果的治療も生まれてくるかもしれない。そうしてこそ医学の進歩がある。とはいえ、がんの治療については、今にいたるまで、効果を発揮できない場合が少なくない。試みられる治療が受け入れやすいならともかく、患者の負担もかなりのものとなる。そして治療の道がとぎれてしまうと困惑し、安楽死を考えてしまうのは、治療一辺倒の医師のほうではないだろうか。そうした医療の在り方に疑問を感じ、医療の原点に立ち返って患者に接しようと考える人たちが現れてきた。すでに一九六〇年代に、がんなどの末期患者に接するなかでそうした動きが芽ばえてきた。我が国でも七〇年代に始まり、八〇年代には急速に関心が高まってきた。ターミナルケア（終末期医療と訳されたりするが、そのままカタカナ書きされることが多い）がそれである。

ここでケアということばにふれておきたい。ケア（care）とは気遣う、世話をすることを意味する。そして現在では、このことばをもって医療の根本を示すようになってきている。従来、医療を示すことばは、英語ではメディスィン（medicine）であった。しかしこのことばは医師のおこなう治療という意味が強いのであろう。最近では、医療を指すのに、これを避けてヘルスケア（health care）ということばを用いる人が欧米でふえている。医療を広い視野で、あるいは原点に帰って示す概念として、ケアが重視されるようになってきた。こうしたケアの概念を医療の世界で定着させるのに、これから述べるターミナルケア、ないしは緩和ケアは貢献したということができる。

2　ターミナルケア

死について

人はみな、いずれは死ぬ。生と死は表裏の関係にあり、生命あるものは必ず死ぬと哲学者は説いてきた。また生命あるものには、あらかじめ死がプログラムされていると生物学者はいう。永遠の生命への希求が昔からあるものの、それははかない夢で、しょせん私たちはいずれ死ぬと考えざるをえない。それでは、その死とは何であろうか。死ぬとは、亡くなる、無になる、あるいは消滅することだといえるかもしれない。とはいえ完全になくなり、消えてしまうという考えが一般的なものになったのは、近代の唯物論的思想の産物である。古来からそうした考え方もあったとはいえ、主流は魂と肉体の二元論であった。そして死にさいして肉体は滅びるが、魂は滅びゆく肉体を離れてどこかに、一般的なことばでいえばあの世に行く。

近代医学は唯物論的であるといわれる。ただ、死についていうと、むしろ経験論的といったほうがよりふさわしい。唯物論的にいえば、死んで肉体が滅びるとともにその人は消えてなくなる。肉体という物質的なものを離れてその人の魂とか精神があるわけではないからである。これに対して経験論の立場からいえば、死後のことは私たちの経験を超えることであり、語ることができないし語らないということになる。近代では哲学者カントはそうした立場を出発点としている。死は経験を超えており合理的思考の対象となりえない。それを語れるのは宗教である。医師がとってきたのも一般にこうした態度であった。それに死は医師にとって仇のようなものでもある。医師は患者を死から救ったり、死を遠ざけ長生きさせることに最大の使命を見出してきた。それゆえ死は厭わしく、受け入れにくいものである。さらに、西欧ではもはや治療のほどこしようがなく、患者が死を迎えるばかりになったとき、医師は退き聖職者と交代するのが伝統であった。医師がこのように自己の役割を限定して身を処するのは、ひとつの知恵ともいえる。しかしながらメディカル・サイエンスの発展を受けて医療が高度化し巨大化してゆくなかで、医師がそのように自己限定して技術者化することで様々の問題が生じてきた。その一例が延命医療のみの追求からくる医療の非人間化であった。医師はより広い視野から医療をみつめなおさなければならない。看護師など他の医療者と協力し、医療の在り方を再検討することを迫られることにもなる。

キューブラー=ロスのターミナルケア論

終末期を迎える患者に対して、現在の治療（cure）中心の医療に飽きたらず、ケア（care = 世話、看護）を主体にした終末期医療、すなわちターミナルケアをめざす人たちが現れてきた。そのために独自の施設、ホスピスをつくる動きも出てきた。イギリスの女医シシリー・ソンダース（一九一七―二〇〇五）が一九六七年に創設した聖クリストファー・ホスピスはその先駆とされる。これはキリスト教を基盤としているが、痛みの薬物治療に工夫をこらすなど、総合的なターミナルケアを試みた。しかしながら宗教的背景をもたず、現代の大病院中心の医療体制のはらむ問題を突きつめ、そのなかから出てきた動きもある。スイス生まれでアメリカで活躍した女医エリザベス・キューブラー=ロス（一九二六―二〇〇四）のものがそうである。彼女の著書『死ぬ瞬間――死にゆく人々との対話――』（原題 *On Death and Dying*, 1969）は我が国でもベストセラーになった。彼女も宗教を軽視するわけではない。むしろ、宗教の力の衰えを、それが多くの死にゆく人々の支えとなりえなくなっていることを直視する。そして、いわば生のこちら側から、とことん死に迫ってゆく。

　キューブラー=ロスは、死の告知を受けたがんなどの末期患者がたどる精神の歩みを追った。そして次の五段階をたどると考えた。①否認→②怒り→③取り引き→④抑鬱→⑤受容、である。つまり、そんなはずはない、なにかのまちがえだ、という対応から始まって、否認しきれなくなると、なぜこんなことになったのか、と怒りに変り、周囲にあたりちらしたりする。そのあと、どんなに苦しい治療でも我慢するから、死が延期されることを願うといった取り引きを考えるようになる。それがすむと静かな抑鬱にかわり、やがて死を受容してゆく。そして、こうした経過を通して存在しつづけるものとして希望を置き、最後の到達点にはデカセクシス（備給の撤収、解脱）を置いている。これを下のような図にもまとめている（『死ぬ瞬間』、二九〇ページ）。

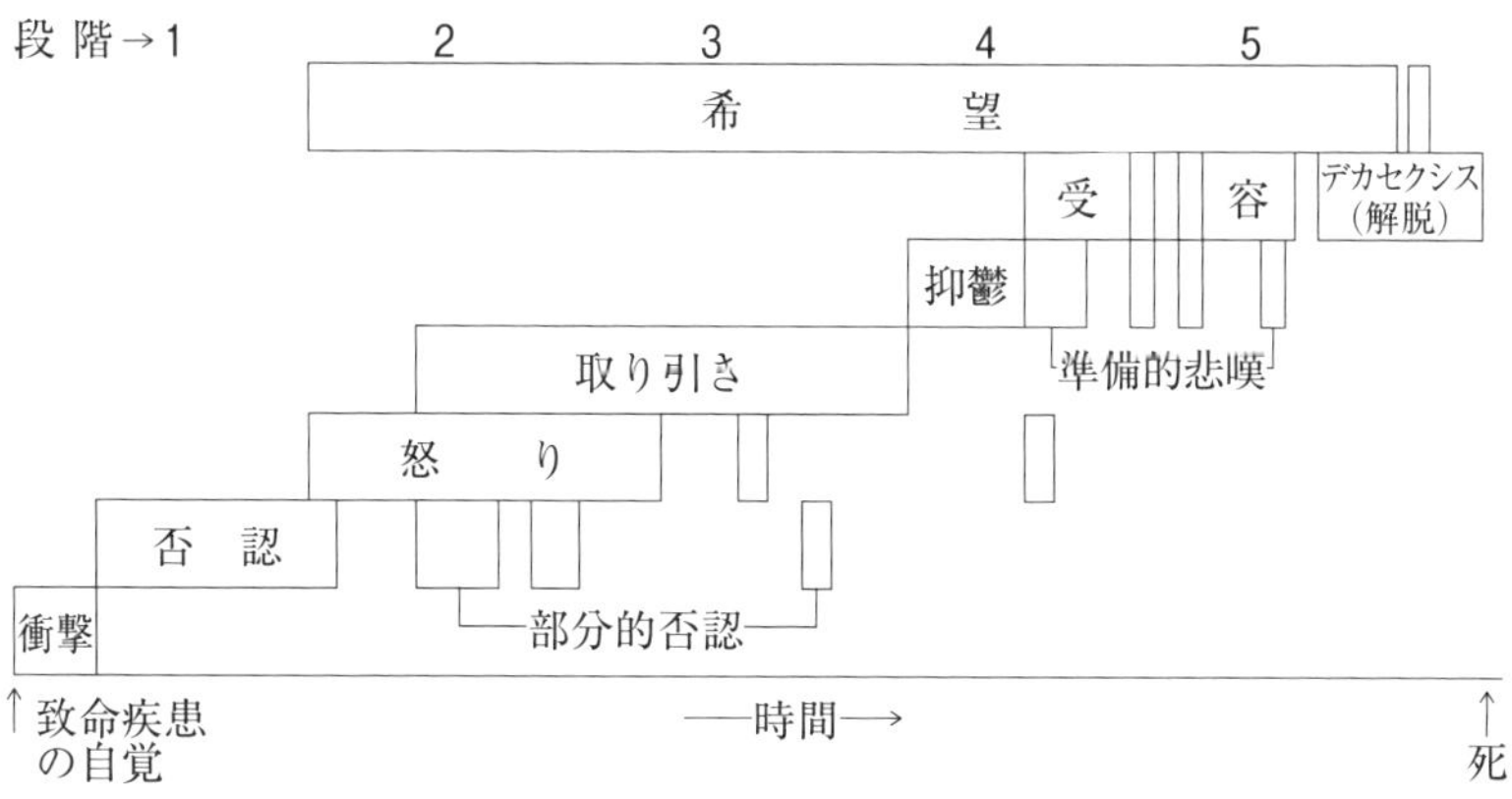

死に行く過程のチャート

実際にはもっと入り組んでいたり、重なりあうことはあっても、基本的にはこの順序で経過してゆくとキューブラー=ロスは考えている。そしてまた、私たちは末期患者がこのような段階を進むのを手助けすべきだ、と彼女は考えているのである。どこかの段階で停止してしまったり、あるいはこの段階的歩みから脱落してそこで人間的営みをやめてしまってはならない。この人間的営みを支える中核には希望があり、それがこの歩みをつづける人々を支える。死という現実を直視すべきであるが、それはこの希望を捨てるということを意味しない。希望は、デカセクシスが成就されるときにおのずと消失する。このようにしてキューブラー=ロスは非宗教的立場から、末期患者の精神的ケアの方向を確立した。五段階説はともかく、希望とデカセクシスを置くあたり、彼女の哲学ないし宗教的思想がちらついているようにも見える。それにしても彼女のターミナルケア論は、西洋合理主義におけるフロイト以後の展開のなかにあるといってよい。すなわち精神分析等の名のもとに、人間精神に知性的分析を加えてきた潮流のなかにあるといってよい。

その他のターミナルケアへの取り組み

キューブラー=ロスのようなターミナルケアもあれば、先にふれたホスピスもある。後者にあって、西洋における病院（hospital）の元来の姿が想起される。ホスピタルもホスピスも語源は同じで、病んだ人や旅人を寝泊まりさせて世話をする施設であり、キリスト教的慈善として営まれた。その意味で、現代のホスピスは病院の元の姿に立ち戻るという面が確かにある。他方、仏教界でもターミナルケアへの関心が生まれてきている。ヴィハーラ（僧院、また休養の場所を意味する語）運動がそれである。ターミナルケアはさらに今後展開してゆくであろうが、それはたんに終末期医療という限定をこえて、医療全体への問いかけとなってゆくように思われる。死を問うことは生を問うことだといわれる。このことは洋の東西を問わず、いわれてきたことである。

ドイツの哲学者ヘーゲル（一七七〇—一八三一）は、「死を恐れ荒廃からまったく身を守る生ではなく、死に耐え、死のうちに身を持する生こそ精神の生である」（『精神現象学』序文）といっている。医療における死の主題化は、そうした広がりをもっている。

3 緩和ケア

キューブラー＝ロスはその後、どのような道を歩んでいるのであろうか。彼女はさらにエイズ患者のケアに取り組んだり、死にゆく子どもたちのケアに取り組んだ。また、シャンティ・ニラヤという独自の活動のための施設もつくった。彼女は宗教的、形而上学的事柄に関心はあったにちがいない。しかし『死ぬ瞬間』においては、それへの言及はない。意識的に避けていたのではないかと思われる。それがしだいに表面に出てくるようになり、『死後の真実』（原題 *On Life after Death*, 1991）では、死後の生命の話が出てくる。人の死とはちょうど蝶が繭から出てゆくようなものだと彼女はいう。つまり私たちは死をとおして自由で輝いた世界へと飛び出すことができる。臨死体験にあって、人は長いトンネルを抜けて光の源へとむかってゆくような体験をするという。そしてそこから生き返る人は引き戻されて臨死体験ということですまされてしまうわけであるが、死者はまさにその光のなかに至ることになる、というのが彼女の考えであろう。肉体の束縛から離れて、自由な霊的存在として生きつづけることができる。こうしたキューブラー＝ロスの考えに対して、批判の声もあがっているという。たしかに『死ぬ瞬間』における彼女の立場からの逸脱と見ることができる。とはいえ、ターミナルケアはこうした方向にも開かれているのではないか。すなわちそれはあるていど多様性があってよい。押しつけがあっては困るが、末期の人、その家族、ケアをする人のなかで、より自分たちにあったかたちにむけての模索があってよい。

緩和ケアの流れ

ターミナルケアは、科学的医学を標榜して邁進してきた二十世紀医学に、発想の転換を迫る内容をもっていた。患者を死へと導くという考えは、意表をつくものであった。患者が死への備えができるように、「死への準備教育（death education）」を説く人もいる。ターミナルケアの理念は、かなりよく理解され、医療のなかに取り込まれるようになった。そうしたなかで、いまでは一般の医療と一体化されてきている。その過程で、ターミナルケアということばよりも、緩和ケア（palliative care）または緩和医療（palliative medicine）ということばが用いられるようになってきた。がん患者を主な対象としながらも、他の終末期ないしは重篤の患者にも対象を広げている。

緩和ケアを考えるとき、シシリー・ソンダースに始まるホスピス運動にその端緒を求めることができる。聖クリストファー・ホスピスでは、当初より痛みの緩和を重視していた。苦痛に耐え忍ぶだけの末期ではなく、それらを抑え、人生の残りをより有意義にすごすことが大切だと考えたのである。QOL（生活の質）をだいじにしたということである。そのために、麻薬ということで敬遠された鎮痛剤なども必要に応じて使用する。そしてたんなる肉体的痛みだけではなく、精神的痛みの緩和にも努める。また吐き気、食欲不振、不眠などの緩和にも積極的に努める。こうした方向はWHO（世界保健機関）にも受け継がれた。一九八〇年代にWHOはがん制圧計画の柱のひとつとして、痛みの治療法の確立に努力した。そしてさらに、緩和ケア（パリアティブ・ケア）に広げていった。そこで緩和ケアは次のように考えられた。

「パリアティブ・ケアとは、治癒を目的とした治療に反応しなくなった疾患をもつ患者に対して行われる積極的で全体的な医療ケアであり、痛みのコントロール、痛み以外の諸症状のコントロール、心理的な苦痛、社会面の問題、霊的な問題の解決がもっとも重要な課題となる。」（ＷＨＯ編『がんの痛みからの解放とパリアティブ・ケア』、五ページ）

この冊子では、薬剤の投与による痛みの緩和にかなりの比重が置かれている。それとともに他のことにも注意がはらわれ、「包括的医療」をめざしている。ここで「霊的（spiritual）」といわれているのは、宗教的なことも含まれるが、たんに心理的な不安などといったことにとどまらない人生の根本にかかわることを指している。

緩和ケアの定着

我が国においてターミナルケアは英米の影響を受けながら、関心を呼び、研究会が生まれ、八〇年代には学会も設立された。それ以上に意義深いのはホスピスケアの実践の始まりである。一九七三年に大阪の淀川キリスト教病院で初めてホスピスケアの実践に踏み切った。独立の施設としては一九八一年の浜松の聖隷ホスピスが最初で、二番めが一九八四年の淀川キリスト教病院ホスピスということになる。ホスピス運動を継承しつつ、地道な努力が重ねられ、いまではその意義は多くの人の認めるところとなっている。一九九〇年には厚生省が基準を満たした緩和ケア病棟について定額を支給する制度を導入し、公的にも認知された。そうした施設において、どのようなケアをおこなうかについては、実践を踏まえた緻密な手引きが形づくられてきている。淀川キリスト教病院ホスピス編『ターミナルケアマニュアル』（初版一九八八年、第二版一九九二年）はその先駆であった。WHOの冊子のようにここでも痛みの緩和がかなりの部分を占めているものの、その他の身体症状（全身倦怠感や食欲不振に始まり褥瘡、かゆみにいたる二一項目にわたる）のコントロールについて指針を示した。また精神的ケアについては患者とのコミュニケーションのとり方を、現場にそくして述べている。

こうして当初は主流の医療者たちの反発をも買いながら、従来の医療とは異質なものとして出発したターミナルケアが、ついには主流の医療者たちに影響を与え、緩和ケアとして医療制度のなかに定着してきている。一九九六年には我が国でも多数の、そして多種の医療関係者を擁して緩和医療学会が発足している。WHOの冊子では、先の引用箇所に引きつづき、次のように述べていた。

「パリアティブ・ケアの最終目標は、患者とその家族にとってできる限り良好なクオリティ・オブ・ライフを実現させることである。このような目標を持つので、パリアティブ・ケアは末期だけではなく、もっと早い時期の患者に対しても癌病変の治療と同時に適用すべき多くの利点を持っている。」（同右）

そして実際、緩和ケアは、医療の理念そのものにも影響を与えてきている。

緩和ケアの実践のなかで、いくつもの論点が検討されてきた。ふたつだけあげておく。まず、セデーション（sedation　鎮静）である。現在ではがんなどの強度の痛みを抑える方法は発達を遂げ、耐えられない痛みに苦しむ例は減っている。それでも抑止のむずかしい例はある。そうした場合、麻酔剤などを用いて意識レベルを下げ、痛みを感じないようにするセデーションがおこなわれることがある。強度の不安に対しても有効である。これが一時的処置であるなら問題はないが、終末期の患者の場合、そのまま意識が戻ることなく死亡にいたることが予想される。そうなると安楽死とのちがいがあるのか、緩和ケアとして適切なのか、といった疑問が生ずるであろう。ふたつめは胃瘻（ろう）造設にかかわる問題である。胃瘻とは腹から胃の内部にまで開けた穴のことであり、そこに通した管から水分・栄養を補給する方法である。効率がよく、負担も少ない。これも一時的に造設するなら問題ない。この方法が、高齢者などに安易に用いられすぎていないかが問題になった。たしかに通常の口からの摂取が高齢者などの場合、誤嚥につながり肺炎を併発して死にいたることもまれではない。とはいえ、終末期にあるとき、こうした胃瘻造設により、ＱＯＬを著しく下げ、そうした状態の果てに死を迎えるのは適切なのだろうか。患者や近親者が造設を断る道を残すべきではないかが問われた。緩和ケアはこうした論点に正面から取り組み、方向性を見出すべく努力をつづけている。

緩和ケアのこうした一般化の動きに対して、あるいは違和感もあるかもしれない。草創期の先覚者たちの清新な輝きはそこにあまり感じられないとか、あるいはマニュアル化された医療に対する疑問といったものである。それはしかし、受け止める人自身の主体的問題という以外にない。マニュアルはあくまで手がかりであり、自分なりの方針や模索があってよい。医療の枠を越え出ているようにもみえるその後のキューブラー＝ロスの歩みも、そうした彼女自身の模索の結果と受け取ることができる。ターミナルケア、あるいはホスピス、緩和ケアが普及していったとき、それだけが切り離されて存在することはできない。最近、議論の多い地域医療、高齢者医療といった問題とのかかわりも十分考慮しつつ考えてゆかなければならない。

問題1　がん検診は中高年者にとっては、かなりあたりまえのものになってきている。あなた自身、進んで受けようと思うか。あるいはあなたの両親などに勧めるか。

問題2　キューブラー゠ロスによる死にいたる五段階の考え方は、適切なものといえるだろうか。

問題3　あなたはがんなどの末期になったとき、緩和病棟に入ろうと思うか。あるいは両親などを、そうした施設に入れたいと思うか。

第10章 遺伝子技術

1　遺伝子技術と医療

遺伝学の歴史を振り返ると、まず思い出される名前はメンデル（一八二二－一八八四）である。彼はエンドウマメの交配実験により遺伝の法則を明らかにした。生前にはその価値が認められず、ド・フリース（一八四八－一九三五）らにより世紀転換期に遺伝学が興隆したときに再認識された。遺伝学はその後、モーガン（一八六六－一九四五）らの実験的研究などによって発展してゆく。ミクロな研究が遺伝学の主流であるとはいえ、生物の遺伝の意味をマクロな視点で捉えるダーウィン（一八〇九－一八八二）以来の進化論も無視することはできない。一九四〇年代からは遺伝学が遺伝子解明へと進み、遺伝子技術へと大きな展開をみせてゆく。そして、ワトソンとクリックによるＤＮＡの二重らせんモデルへと結実する（一九五三年）。分子生物学が急速に発展してゆく。医学の領域でもすでに早くから遺伝病の研究などが進んでいた。しかし、この分子生物学の発展、それに基づく遺伝子技術が、二十世紀後半には医学の領域で大きな意味をもってくる。これから見てゆくように、遺伝子治療などはまだ実験段階にあり、めだった成果をあげていない。しかし二十一世紀の中心的技術といわれる遺伝子技術を見定めておくことは、生命倫理学にとって不可欠といえる。

ゲノム解析

そこでまず、現在の遺伝子技術の基礎をなしている研究について見ておきたい。最近は遺伝子とともに、ゲノムということばをよく耳にする。ゲノムとは「一個の生物体ないしは細胞がもつ遺伝情報の総体」と定義できるが、もっとわかりやすく、「卵子や精子に含まれている生命の設計図」だと説明する人もいる。これは生物の種によってちがってくる。ヒトに固有のゲノムをヒトゲノムと呼んでいる。ゲノムには遺伝情報が書き込まれているが、その情報のもっとも基本的な単位となるのが遺伝子である。遺伝子には、どのような蛋白質をつくるかという情報が書き込まれている。ヒトの場合、その数は二万ていどといわれる。さらにこの遺伝子は、数千から数万個の遺伝暗号からなっている。それはDNAについている四種類の塩基、A（アデニン）、G（グアニン）、C（シトシン）、T（チミン）の配列という単純なものに基づいている。

最後はA、G、C、Tの配列に行きつくゲノムを読み解くことが、遺伝研究や遺伝子技術のうえで重要になる。このゲノム解析は、ふたつの方向からなされてきた。遺伝子地図作製（マッピング）と塩基配列決定（シークエンシング）である。ヒトのゲノムは22×2＝四四本の常染色体とXXまたはXYの二本の性染色体、合計四六本の染色体からなっている。そこに特定の働きをする遺伝子の位置を確定する作業がマッピングである。染色体地図の作製といってもよい。これに対しDNAの塩基配列を機械的に読み取っていく作業がシークエンシングである。このふたつの解析作業はおたがいに支えあっていた。

マッピングの成果として、ある種の遺伝病の解明があった。遺伝病といっても複数の遺伝子が関与しているものが多い。しかし、なかには単一の遺伝子が関与しているとみなすことのできる遺伝病がある。一九八〇年代に入ると、効率的なマッピング法（ＲＦＬＰ法）も開発され、そうした単一遺伝子病の、問題の遺伝子の位置が確定されるようになった。一九八三年にはハンチントン病とデュシェンヌ型筋ジストロフィーが、一九八五年には網膜芽腫、嚢胞性線維症の原因遺伝子の位置が確定された。その後、さらに新しい遺伝子技術（ＰＣＲ法）も開発され、ゲノム解析は進んでいる。そしていわゆる遺伝病の解明にとどまらず、たとえばがんとか糖尿病の因子となりうる遺伝子のマッピングというように、様々な病気の遺伝子レベルでの解明が始まっている。ヒトゲノムのシークエンシングは、国家的ないしは国際的プロジェクトとして推進されるようになった。そして二〇〇三年には、約三〇億対の文字配列からなるヒトゲノム配列の解読はひとまず完了した。ヒトゲノム解析は、あらたな段階を迎えた。

ＡＤＡ欠損症の遺伝子治療

このように見てくると、そうした遺伝子を修復したり、交換したりする「遺伝子治療」ができないものかという期待も出てくる。たしかに遺伝子治療は始まっている。しかし、それはまだ実験段階にあり、様々な方法の模索がつづいている。初めての公的に認められた遺伝子治療が始まったのは一九九〇年である。それはアメリカで試みられたＡＤＡ欠損症の治療である。これは触媒酵素の働きをするＡＤＡ（アデノシン・デアミナーゼ）が欠けているため、免疫不全を起こす病気である。ＡＤＡ遺伝子は二〇番染色体にマッピングされており、この欠陥によって起こるＡＤＡ欠損症は単一遺伝子病である。それなら、この部分を正常なかたちに修復すればよいのではないか、あるいは正常な遺伝子に置き換えればよいのではないか、と考えたくなる。しかし、そう簡単にはいかない。実際には、体内の欠陥遺伝子を操作するのではなく、正常な遺伝子をもった細胞を送り込むという方法がとられた。つまり、患者の血液から末梢血リンパ球を取り出す。それにＡＤＡ遺伝子を組み込んだレトロウイルスを感染させる。つまりレトロウイルスをベクター（運び屋）にして、ＡＤＡ遺伝子を末梢血リンパ球に組み込む。それを組み込んだ細胞を培養したうえで、患者の体内に点滴によって送り込むのである。この遺伝子治療は一応の成果をあげたと評価された。

このＡＤＡ欠損症の遺伝子治療が北海道大学でも計画された。小児科から一九九三年末に医学部に申請され、審議を経て、翌九四年に当時の文部省、厚生省に申請された。この遺伝子治療はすでにアメリカで実施されていたとはいえ、国内では初めてであったため、慎重に検討された。その年、厚生省、文部省はそれぞれ、遺伝子治療臨床研究にかんする指針（ガイドライン）を告示した。北海道大学の遺伝子治療計画は九五年に文部省、厚生省から認可がおり、治療が開始された。九七年にはひとまず治療を終了し、成果をあげたと評価された。ＡＤＡ欠損症はまれな病気である。またこの遺伝子治療が始まる前に、効果はかぎられていたとはいえＡＤＡ欠損症に対する他の治療法が開発されていて、遺伝子治療の実施前、実施後の評価にあたってそれとの比較がなされている。先の旧文部省、厚生省の指針は、その後、文部科学省、厚生労働省により一体化され、「遺伝子治療臨床研究に関する指針」（二〇〇二年三月）として告示された。そこでは「人の生殖細胞又は胚の遺伝的改変」の禁止を掲げている。また対象としては「重篤な遺伝性疾患、がん、後天性免疫不全症候群その他の生命を脅かす疾患又は身体の機能を著しく損なう疾患」をあげていた。その後この指針は廃止され、あらためて「遺伝子治療等臨床研究に関する指針」（二〇一五年八月）として告示されたが、改変禁止の方針は維持されている。ただし、前指針では対象を重篤な疾患に限っていたが、新しい指針では、そうした制限は削除した。

二〇〇二年にフランスで試みられた遺伝子治療で四人の患者が白血病を発症し、うち一名が死亡したとしてその副作用が問題になった。前後して他にもそうした副作用の報告があり、がん化などの不安が指摘された。そのため、遺伝子治療は停滞をよぎなくされた。この間、先端医療分野では再生医療の分野に注目が集まったことの影響も受けた。再生医療において、ヒト胚性幹細胞（ES細胞）が大きな役割を果たす。しかし、この樹立にはヒト胚の利用（破壊）が必要になるため、生命倫理上の争点になったことは先に一瞥した。しかし、日本の山中伸弥（現京都大学教授、二〇一二年ノーベル賞受賞）のグループがこうした争点を回避できるiPS細胞を樹立しことは、この再生医療の発展の追い風になった。ただし、山中もいうように再生医療の臨床研究は始まったばかりであり、安全性の問題をはじめ、解決しなければならない問題も多い。他方、遺伝子治療はあらたな挑戦に成功したり、副作用回避の研究も進むなど、このところ勢いを回復しているようである。遺伝子治療と再生医療ではそれぞれの得意とする領域がある。そして重なる領域では、相互の協力によって、より大きな成果が得られるであろう。

2　遺伝子診断

遺伝子技術の治療への応用はまだ、めだった成果をあげていない。しかし、診断の分野ではすでにその威力を発揮している。それにつれて倫理上の問題も表面化している。ここでは発症前診断と保因者診断、および出生前診断について取り上げたい。

発症前診断・保因者診断

先に見たように、一九八三年にハンチントン病の原因遺伝子の位置が確定された（九三年には原因遺伝子が同定された）。欧米に多い病気で日本では少なく、欧米の一〇分の一以下である。常染色体優性の遺伝病である。多くは中年期に発症し、身体の不随意な揺れや痙攣を示しだす。かなりの年月をかけて進行し、精神の異常や障害も生じ、死に至る。親の一方がハンチントン病であると、子は五〇パーセントの確率で発症する。一九八三年の成果に基づき、この病気の遺伝子診断が可能になった。しかし、治療法のないこの病気の有無の診断をすることがはたしてよいことか、議論が分かれるところとなった。たとえば若者が一〇年ほど先に確実に襲ってくるであろう病気を知ることは、本人にとって何を意味するであろうか。こうした診断を受けないということが正しい選択となりうることも、確かである。この種の診断は発症前診断といわれる。その病気に対して、有効な事前の対処法があれば、もちろんこの診断の意義は大きい。

このような遺伝病診断の問題は以前からあった。生化学的な方法などによっても遺伝病の診断ができたからである。アメリカでは一九七〇年代に遺伝病スクリーニングにかんする論争が起きている。アフリカ系アメリカ人に多い鎌状赤血球貧血症、東欧系ユダヤ人に多いテイ・ザックス病などのスクリーニングが広まった。後者は比較的適切におこなわれたと評価され、病気の発生率の大幅な低下に寄与した。前者では社会的な問題を引き起こした。この鎌状赤血球貧血症は常染色体劣性の遺伝病で、片方の親から変異を受け継いだヘテロ接合体の場合は保因者にとどまり発症せず、両方の親から変異を受け継いだホモ接合体の場合は発症して重篤となり、以前は幼児期に亡くなる場合が多かった。六〇年代末にヘテロ接合体をもつ保因者を見出す方法、すなわち保因者診断の方法が開発された。七〇年代になってこの病気のスクリーニングが組織的に実施され、病気発生の防止がはかられた。保因者どうしの結婚・出産を抑制すれば、この病気の発生を容易に防げる。けれども保因者とわかった人に対する人権問題が生じてきた。人種問題も絡み、保因者への差別が表面化した。ヘテロ接合体の保因者の健康が疑われることもあった。就職や保険加入で不利になることがあった。遺伝病診断は、先のハンチントン病をはじめ、新しい遺伝子技術を用いた遺伝子診断によって飛躍的な進歩を遂げることになった。同時にすでに抱えていた診断にまつわる倫理問題も、いっそう拡大することになった。

出生前診断

このような発症前診断・保因者診断と重なるところが多いとはいえ、また異なった様相を呈するものに出生前診断がある。出生前診断については、すでに第6章でふれた。そこであげた羊水穿刺、絨毛検査は、その検査を遺伝子レベルまで広げることによって、いっそう確実で重要なデータを得ることができる。これにより多くの遺伝病について、胎児の出生前診断ができる。ここで血友病の例で考えてみたい。出生前性別診断により、男女の産み分け（希望する性なら産み、そうでなければ中絶するという方法による）の道が開かれる。ところで血友病は伴性劣性遺伝病である。つまりX染色体上に病因遺伝子があり、女子の場合はそのひとつに病因遺伝子があっても発症しない。そのため通常はX染色体がひとつの男性のみがかかる病気である。このため、出生前性別診断により、女子なら産むという方法もとられた。今では出生前遺伝子診断により男子胎児が血友病かどうかを知ることができる。それにより、かつては中絶の対象となることのあった血友病の可能性のある男子で、診断の結果そうでないことがわかった胎児は、救われることになる。

この最後の部分だけに限定して考えると、出生前遺伝子診断は有効なものといえる。しかし、この診断で血友病胎児の選択的中絶の道を開くという問題は残る。血友病はかつては重篤な病気とされていたが、現在では治療法も確立しており、ときどき血液凝固剤の投与を受ける必要があるものの、それ以外はふつうに生活できる。いまでは中絶の対象とすること自体が疑問とされている。それでも先のハンチントン病や鎌状赤血球貧血症のように、いまだに有効な治療法がない重篤な遺伝病の場合は、中絶という手段を許容するかぎり、出生前遺伝子診断はひじょうに有効なものということになる。

出生前遺伝子診断が明らかにするのは遺伝病だけではない。先天異常といわれるもの一般を明らかにする。なかでも症例が多く、関心の集まっているのはダウン症（ダウン症候群）である。ダウン症のほとんどは、ふつうの人より染色体が一本多いために起こる。すなわち二一番めの染色体が三本（二一トリソミー）であることからくる。精神遅滞をともない、また身体のいくつかの異常をともなうことが多い。七〇〇～八〇〇人に一人くらいの割合で生まれ、遺伝的な徴候などはみられない。高齢出産では確率が高くなることがわかっている。これは現在、羊水の遺伝子検査でほぼ確実にわかる。羊水穿刺には多少の危険があるので、第6章でふれたように、母体血清トリプルマーカー検査（母親の血液中の、ある蛋白質やホルモンなどの濃度の異常をみつけ、胎児の状態の異常を推定する）と組み合せるなどして、ダウン症等の出生前診断はかなり普及している。さらに我が国では二〇一三年に導入されたＮＩＰＴと呼ばれる新型出生前診断（母親の血液中に含まれる胎児のＤＮＡを調べる）により、検査精度も上がった。ダウン症であることが確実だとわかると、たいていは中絶を選んでいるのが実情である。これに対し、ダウン症者と暮らす家族の人たちから批判の声が高まっている。いたずらに恐怖心をあおり、ダウン症を特別視することにつながるからである。実際、ダウン症で、問題もなく、ふつうの生活をしている人も多い。

現在では、究極の出生前診断というべき着床前診断（受精卵診断）の技術が開発されている。体外受精した受精卵が四個か八個に分裂したとき、そのうちの一個を抜き取り、遺伝子診断する方法である。この段階で細胞のひとつを失っても、個体の生育にはさしつかえない。抜き取った一個を検査して異常がなければ、受精卵を母体に着床させる。異常があれば戻さないことにすれば、従来の出生前診断のように人工妊娠中絶にはつながらない。けれども、これもある種の「中絶」といえないであろうか。

このように遺伝子診断技術は画期的な技術ではあるけれども、その利用については、様々な困難な問題がある。まず、そのような診断をすることがよいかどうかという問題がある。診断したばあい、それを本人に告げるべきかどうかという問題もある。診断結果が就職や結婚、保険加入での差別につながらないよう、配慮が必要である。遺伝病、遺伝的な性格をもつ因子の場合は、それが本人にとどまらず遺伝的つながりをもつ家族にもかかわることが多いだけに、いっそうの注意が求められる。

遺伝子診断のその後の展開

ただし、遺伝子診断というものは、かなり応用範囲が広がっている。遺伝子解析技術は進歩を重ね、またそのコストも下がってきている。そこで、原因不明の患者のゲノムを解読して異常遺伝子を突き止め、病気の診断につながるケースも出てきている。またがん治療にあっては、遺伝子を操作するのではなく、発がんの原因となっている分子を遺伝子解析によって明らかにし、その分子を標的にしてその働きを阻害する抗がん剤を投与するといった方法が成果をもたらしつつある。そうした「分子標的療法」に期待が集まっている。それゆえ、右のような倫理的困難をとらえて、遺伝子診断全般を批判することはもちろんできない。

とはいえ、同じ遺伝子解析技術の進歩の結果、次のような判断に迷う例も出てきている。遺伝性乳がん・卵巣がんがわかってきている。ある遺伝子の変異が関係していて、その遺伝子変異があると、乳がん・卵巣がんのリスクが高まる。数十パーセントに及ぶという報告もある。そのため、遺伝子検査により、その変異があることがわかると、予防的に乳房や卵巣を切除する方法が始まっている。こうした遺伝子変異は本人のみの問題ではすまず、親子兄弟等の血縁者もその遺伝子変異を受け継いでいる可能性が出てきて、対応を迫られることになりかねない。予防的医療の是非、遺伝子情報の扱いなど、倫理的に整理してゆくことが必要になってくるであろう。こうした遺伝性がんは大腸がんやその他、まれなものを含めるとすでにいくつも明らかになっている。

3　優生学的問題

出生前診断により遺伝子に異常が見出された場合、人工妊娠中絶をしてそうした子をこの世に送り出さないことはよいことだと考える人がいる。あるいは、問題のある遺伝的因子をもった人は子を作らないのがよい、とする意見も以前からあった。このあたりをめぐって歴史的にいまなお影を落としている思想、先端医療の成果を踏まえて一部復活しつつあるかにみえる思想、すなわち優生学をここで取り上げておこう。我が国でも、この思想を受け継いでいる「優生保護法」が、一九九六年まで通用していた。

優生学

一般的にいえば、できるだけ健康な、正常な、あるいは優秀な子をもちたいとだれしも願う。けれども、多少の疾患や異常のある子が生まれても、親は、そして当人自身もいずれはそれを受け容れてゆく。そしてその子にひそむ可能性を見出し発展させることにより、人一倍充実した生活が送れることも少なくない。けれども疾患や異常の程度が重大で、しかも遺伝的に子孫に受け継がれてゆくものだったらどうか。そうした不幸な人たちが生まれないようにと願うことは、特に問題ないかもしれない。だが、そこから一歩進んで、その願いを組織的に充足してゆこうとする立場が現れてきた。進化論や遺伝学を背景に、劣った子孫の出生を防止し、優秀な子孫の出生を奨励する思想が、優生学の名で登場した。前者をめざすものを消極的（または禁絶的）優生学、後者をめざすものを積極的優生学と呼ぶようになった。優生学（eugenics）とか優生（学）的（eugenic）ということばは、ギリシャ語で良いを意味するeuと、生まれや血筋を意味するgerosからの造語であり、イギリスの学者フランシス・ゴールトン（一八二二―一九一一）が一八八三年に用い始めた。

イギリスではゴールトンの影響のもとで、科学的体裁も整えていった。カール・ピアソン（一八五七―一九三六）は一八九五年、ロンドン大学内に生物測定研究所を設立し、そこを基盤として一九〇二年には学術誌『バイオメトリカ（生物測定学）』を発刊した。また一九〇七年にはゴールトンらによって、優生思想の普及をはかるための優生教育協会が設立されている。アメリカ合衆国で優生学普及に貢献した学者にチャールズ・ダヴェンポート（一八六六―一九四四）らがいる。アメリカでめだっているのは、優生思想を背景にした法律が生まれ、威力をもったことである。もっとも極端なものは、消極的（禁絶的）優生思想に基づいて遺伝病を防ぐ断種法である。一九〇七年インディアナ州にはじまって他の三〇州におよび、第二次大戦末までに約五万人に断種（不妊手術）がなされたといわれる。優生学の名を致命的に汚したのはナチス・ドイツであった。ナチスは遺伝病者への断種、さらには「劣等民族」の断種、「生きるに値しない」人々の安楽死などを実行した。優生学がどの程度これらに関与したかは簡単にはいえないにしても、これらを支える役割を果たしたことはまちがいない。

「優生保護法」と消極的優生学

日本ではどうだったのであろうか。優生学は明治時代末から、じょじょに知識人たちの関心を引き始めた。大正末から昭和初期にかけて、それを掲げた団体や機関誌も生まれた。一九三〇年に日本民族衛生学会が発足し、翌年には機関誌『民族衛生』を発刊しており、そこでは優生学が大きな柱となっている。ただし全般的にみれば、我が国では従来の衛生学ないし公衆衛生学的施策を実施してゆくのが精一杯で、遺伝学的知識を基礎とした優生学的施策を本格的に実施するまでには至らなかった。とはいえ、断種をすすめる「国民優生法」が一九四〇年に制定され、一九四八年にそれにとってかわった「優生保護法」は一九九六年までつづいた。「優生保護法」については、すでに第6章でふれた。この法律が中絶について規定していたからである。この法律は「母性の生命健康を保護する」こともめざしていたが、主な目的はむしろ「優生上の見地から不良な子孫の出生を防止する」ことにあった（第一条）。そしてそのための手段としては優生手術（ある種の断種、不妊手術）があり、それを人工妊娠中絶と受胎調節（避妊）で補完していた。「不良」な要因として、(1)遺伝性精神病、(2)遺伝性精神薄弱、(3)遺伝性精神病質、(4)遺伝性身体疾患、などがあげられていた。別表にあげられていたその中身を見ると、この法律が消極的優生学に基づく断種法に由来するものであることがいっそうはっきりしてくる。

「優生保護法」が問題の多いものであることは、しばしば指摘されてきた。ようやく一九九六年にいたって、優生政策的なものは一掃され、母性ないし母体保護のほうを残して「母体保護法」に改正された。これにより旧来の優生思想はひとまず葬られたということができる。ところが遺伝学の進歩により、優生学がすでに欧米であらためて議論にのぼりだしているのを見逃すわけにはいかない。遺伝学の進歩により、遺伝性疾患と非遺伝性疾患の区別もより明らかになってきている。さらに遺伝性疾患についてその遺伝のメカニズムが解明され、その疾患の患者や保因者が健康な子を選択的に作る方法も開発されてきた。かつての断種などによる人権無視の方法によらずに、消極的優生学を現実化する道も開かれてきたといえる。とはいえ、たとえば胎児診断による選択的中絶にみられるように、そうした方法もまた倫理的問題をはらんでおり、安易に採用するわけにはいかない。今後、十分に検討すべき課題である。

積極的優生学

それとともに、「優生保護法」ではふれていなかった積極的優生学についても見ておく必要がある。これは優秀な知力、体力のある人たちに子作りを奨励し、それにより優秀な子孫をふやそうとするものであった。この場合なにをもって「優秀」とするか、その基準があいまいである。結果的にアメリカ合衆国では人種差別と結びついてしまったこと、ナチス・ドイツではアーリア民族優越という妄想と結びついてしまったことが指摘され、批判されてきた。ただ、この思想はまったく消滅してしまったわけではない。生殖技術では我が国より寛容なアメリカでは、優秀な男性（たとえばノーベル賞受賞者）の精子によるＡＩＤで、子どもを産もうとする例がふえているそうである。例外的に個人的におこなわれるのならまだしも、これを組織的におこなおうとする意見を検討してみると、そこにたいていは積極的優生思想が認められる。そして現在、特に注意すべきことは、遺伝子治療の開幕とともに積極的優生思想復活の可能性が出てきたことである。我が国でも遺伝子治療が始まりつつあるが、現在では体細胞のみにかぎっており、生殖細胞については認めていない。これは優生的処置をしないということにもなる。しかし将来、研究が進んで安全性も確かめられてくると、生殖細胞についても遺伝子治療を認めようとする動きが出てくる可能性は十分ある。そのさい、もし認めるとしても病気の治療だけに限定すべきではなかろうか。より優秀な子孫を作るための遺伝子改良、遺伝子整形といった積極的優生思想は排除すべきではなかろうか。この点でも私たちは今後に大きな課題を抱え込むことになりそうである。

問題1　ゲノム解析の結果、個人の様々な特性が遺伝子レベルで明らかになってきている。私たちの特性は結局かなりの部分、先天的に決められていると考えざるをえないのであろうか。

問題2　ハンチントン病のように、遺伝子診断により判定はできるが治療手段がないという例は少なくない。そうした診断をあなたは受けるか。

問題3　「不良な子孫の出生を防止する」という発想は、根本的にまちがっているのだろうか、それとも多少は正しいところもあるのだろうか。

第11章　インフォームド・コンセント

1　インフォームド・コンセントの理念

インフォームド・コンセントは、生命倫理学の根本にある理念といってよい。それゆえ、このことば、ないし考え方はすでにこれまでの章で出てきている。ここでこの理念をまとめて検討しておきたい。

インフォームド・コンセントの確立

インフォームド・コンセント（informed consent）は、日本語では「十分な説明を受けた上での同意」、あるいは簡単に「説明と同意」と訳される。ただ、それではこのことばのもつ重い意味が伝わりにくいため、原語のまま用いられることが多く、ここでもそれに従う。医師の治療は患者の同意のもとになされるべきだという考えは、欧米では十九世紀末頃から裁判の判例に現れてきている。特にドイツやアメリカ合衆国で目につく。そこで訴えられているのは、当初の予定とは別の箇所を手術したとか、検査の目的であったのが現場での判断で手術までしてしまったといった医師の行為である。特に一九一四年のシュレンドルフ対ニューヨーク病院裁判判決が知られている。腹部検査の際、医師はしないはずの手術をして子宮筋腫を切除してしまったことに対するものである。そのなかでカードーゾ判事（一八七〇―一九三八）は「成年に達し、健全な精神をもつ人はだれでも、自分の身体になされることを決定する権利を有する」という判断を示し、医師の責任を問うた。これは患者の自己決定権を打ち出した判断として有名である。

ところで患者が十分なかたちで自己決定をするには、自己の状態についてできるだけ多くの正確な知識を得ておく必要がある。医師は診断結果や治療の経過を患者に伝えるべきである。医療が専門化、高度化するなかで、医師は意識的にその努力をしないならば、患者は同意ないし自己決定の権利を与えられてもそれを十分に行使することはできない。アメリカの法廷で医師による情報提供が本格的に問題にされ、はじめてインフォームド・コンセントということばが用いられたのは、サルゴ対スタンフォード大学評議会判決（一九五七年）においてであった。マーティン・サルゴは大学病院で大動脈造影検査をうけたあと、下半身麻痺となった。そのため彼は、医師らがあらかじめその危険を告げるべきであったと訴えたのである。この頃からインフォームド・コンセントの考えが深められ、定着していった。人体実験を問題にした「ヘルシンキ宣言」にあっても、特に一九七五年の修正以降、インフォームド・コンセントという用語を積極的に取り入れ、重視している（第5章参照）。

医師にも患者にも病気の治癒という共通の目標があるとはいえ、医師がみずからの方針により患者の了解なく治療を進めてよいわけではない。治療によっていつでも全快が望めるわけではないので、治療の目標をどこに置くかが話しあわれなければならない。患者への侵襲の程度の強い外科手術、放射線治療、その他高度医療の発展につれて、患者の同意の必要も増してくる。我が国でもまず患者の同意の原則、次には医師の説明の原則が要請されるようになり、裁判の判例としても確立してきた。そのなかでインフォームド・コンセントの考えも学ばれ、受け入れられた。一九九〇年には日本医師会の生命倫理懇談会が『「説明と同意」についての報告』を出した。そのなかでは、我が国には独自の社会的伝統もあり、必ずしも欧米にならう必要はないという立場が取られている。とはいえ医療の発展・展開のなかで、そうした伝統のもつ限界を自覚し、欧米で確立したインフォームド・コンセント、またその基礎にある患者の自己決定権の基本的重要性を認識し、それを積極的に取り入れる姿勢を打ち出した。

パターナリズム批判（ヴィーチ・モデル）

インフォームド・コンセント、特にその基礎にある自己決定の考えは、パターナリズムと対比、対立させられることが多い。パターナリズム（paternalism）とは、父ないしは神父を意味するpaterから来ており、父権主義などと訳される。医療においてパターナリズムとは、医師が患者に対して、あたかも父が子に対するように接することをいう。医師は患者を愛し、気づかい、いたわる立場にある。子どもは十分な知識がないから、苦い薬、痛い注射、恐ろしい手術をいやがる。そこで父は子のためを思い、教えさとし、ときには泣き叫ぶ子の意思に逆らってまでもそれらを受け入れさせようとする。けれども患者は幼い子どもとはちがう。医師は患者に対して理論や道理によって接し、理解や同意を得て医療を進めなければならない。過去の医療ではパターナリズムの傾向が強かった。現代の医療にあっては、パターナリズムはおおむね批判の対象である。

医師と患者の関係はどのようなものであるべきか。医師‐患者関係というテーマのもとで、この問題が検討されてきた。そのなかで、この関係のモデル化も試みられた。ここでは、そうした試みのひとつであるヴィーチのものを見てみよう（一九七二年）。ヴィーチは医師‐患者関係を次の四つに類型化した。

①　技術者モデル　医師が科学者・技術者のようにふるまう場合である。患者からの求めに応じて事実的認識を提示し、また彼らの指定する目的にそくして技術を提供する。価値判断には関与しない。

②　聖職者モデル　ここでは医師は聖職者のように、また子に対する父のようにふるまう。医師は専門家として患者の状態、医療の内容をよく心得ている。そのため患者を保護する立場にあり、なにが患者にとっていちばんよいかを判断し、実行する。医師は価値判断、決定権を掌握する。

③　仲間モデル　ここでは、医師は価値判断を放棄することも、過剰な価値判断をすることもない。医師は仲間、ないし友人として患者に接する。そうした対等の、親しみのある関係に基づいて、患者の病気の回復、健康の維持という共通の目的にむかってともに歩む。

④　契約（信頼）モデル　ここでいう契約は、利害関係にのみ基礎を置いた商取引契約を意味するのではない。利害関係も含みこむにしても、信頼関係に基づいた倫理的な関係であり、むしろ婚姻契約のようなものを考えている。医師、患者の双方が価値判断の主体、決定の主体である。大枠は患者の、個々の医療的処置は医師の判断が前面に出てくる傾向にあるが、両者の判断に相違があれば、両者の討議によって一致点を探ることになる。

①では患者の自己決定権が守られる可能性があり、一見よさそうにも思われる。けれども、医療は倫理的判断と無関係にはなしえず、倫理的判断の放棄が反倫理的医療につながる危険がある。②はパターナリスティッ

クな医療であり、これが患者の自己決定権を無視した権威的医療をもたらした。③は望ましい医療の姿のようにも見えるが、医師が医療の専門家であるということ、また医師と患者の出会いは一時的、偶然的なものであることが多いことを考えると、現実味が乏しい。そこでヴィーチは、あるべき医師-患者関係のモデルとして④を提示したのである。

2　患者-医療者関係

「患者の権利章典」

ヴィーチの提示した契約モデルは、たしかに医療のあるべき姿であろう。けれども、現実の医療の展開のなかでの具体的な姿を描けなければ、ひとつの理想論に終ってしまう。

実際の流れを振り返ると、まずパターナリズムを批判し、患者の自己決定権確立が急務であったといえる。アメリカでは、それが「患者の権利章典」（一九七三年）となって表れた。この宣言はアメリカ病院協会が採択したものであり、その後の同趣旨の章典や宣言の先駆となった。その第一項で「患者は、思いやりのある、丁重なケアを受ける権利を有する」としている。そのさい、これが医師のパターナリスティックな倫理意識を基礎にして実現しうるとは考えない。患者の諸権利を尊重するという態度を徹底することが肝心なのである。そして、患者の諸権利を保証するための基礎をなすのがインフォームド・コンセントである。それゆえ、「患者は、自分の診断・治療・予後について完全な新しい情報を自分に理解できる言葉で伝えられる権利がある」（第二項）といい、「患者は、何らかの処置や治療をはじめる前に、インフォームド・コンセントを与えるのに必要な情報を医師から受ける権利がある」（第三項）といっている。伝えるべき情報には、治療にともなう危険や、他の治療法がないかどうかということも含まれる。また患者の側には治療を拒否する権利もある。章典はそのほか、患者のプライバシーを保護すべきこと、病院の組織や運営を患者に開示すべきことなどをうたっている。患者の権利を守るというこうした理念はその後に受け継がれ、世界医師会でも一九八一年に「患者の権利にかんするリスボン宣言」を採択している。この宣言は患者がもつ基本的な権利を六項にわたって簡単に述べている（一九九五年の改訂で一一項になり、内容もくわしくなった）。

チーム医療

インフォームド・コンセントは、こうした患者中心の医療の理念によって支えられている。さて、インフォームド・コンセントの実施上の問題に立ち入る前に、医療体制の側の組織上の問題にふれておきたい。

「患者の権利章典」は、医療にあって患者を中心に置くという思想に根ざしている。しかしそのさい、従来の医師-患者関係をモデルにしつつ、主客を転倒させるという発想を免れてはいないようにみえる。医療のなかで医師が重要な位置を占めるのはよいとしても、今日では他の医療職種とのチームワークによって医療はなされるという意識が強くなってきている。これは医療の高度化にともない、医療がますます大病院中心になってきていることの反映でもある。そうしたなかでは、医師の役割もあるていど限定されざるをえない。そこで、いまでは医師-患者関係ということばにかわって、医療者-患者関係、あるいはむしろ患者-医療者関係ということばが主流になった。患者の権利は医療者総体によって守られる必要がある。そうすると、医療を支える各医療職種はどのような体制を組むべきであろうか。

現在、医師以外に看護師、理学療法士、作業療法士、臨床心理士、介護福祉士、放射線技師、救急救命士、

医療ソーシャルワーカーなど様々な医療職種がある。そのなかで、数の上でもまた歴史的に見ても、看護職がとりわけ大きな存在である。そこで医師と看護職の関係をここで取り上げたい。

西欧十九世紀まで看護職を担ってきたものとして、キリスト教修道会などの宗教的団体があり、慈善として病者、貧者のケアをおこなってきた。この伝統は現在までつづいているが、近代の看護制度の確立にあたっては、戦争の影を見ないわけにはいかない。フローレンス・ナイティンゲール（一八二〇―一九一〇）が近代看護制度の確立にむけて歩みだしたのは、クリミア戦争（一八五三―五六）の野戦病院においてであったことは象徴的である。また、ジャン・アンリ・デュナン（一八二八―一九一〇）が赤十字創設に尽くすきっかけになったのも、戦争の惨状であったことが思い出される。そのなかで、看護職にも軍隊的規律が求められた。クリミア戦争時のナイティンゲールの伝記から知られるように、当初は看護職はかなり自立した活動をしていた。そうした女性たちの集団的活動を、冷ややかな目で見る医師たちが多かったといわれる。看護職が医療のなかに定着し、他方で医療技術が進歩してその担い手としての医師の役割が高まるなかで、看護職の医師への従属が明確化されるようになってきた。一八九三年アメリカ合衆国のある看護学校で作成され、その後各国に広まった「ナイティンゲール誓詞」には、「われは心より医師を助け」（のちに「われは心より医師の仕事を助け」と書き換えられた）と記されている。こうして、軍隊的規律のもとで、医師の手足として、医師に従属する構図ができあがっていった。

国際看護師協会（一九〇〇年設立）が一九五三年に採択した「看護師の倫理綱領」においても、「看護師は医師の指図を知的にかつ忠実に実行する義務がある」と記されている。ところが同協会が一九七三年に採択した改定版においては、もはやそうした文はみられない。むしろ「看護師と協働者」という項目として、「看護師は、個人へのケアが協働者あるいは他の者によって危険にさらされているときは、その人を安全に保護するために適切な処置をとる」という文を加えているのが注目される。ここにいう協働者とは、仲間の看護師や様々の職種の医療関係者を指しているが、医師も含まれることになる。このあたりの箇所は国際看護師協会「看護師の倫理綱領」（二〇一二年改訂版）では次のように記されていた。

「看護師は、看護および他分野の協働者と協力的で相互を尊重する関係を維持する。

看護師は、個人、家族および地域社会の健康が協働者あるいは他の者によって危険にさらされているときは、それらの人々や地域社会を安全に保護するために適切な対応を図る。

看護師は、協働者がより倫理的な行動をとることができるよう支援し、適切な対応を図る。」

ここには、看護という独自の職務を担おうとする意志が示されている。そのためには、医師と対立することも辞さないという姿勢を、右の文は含意しているのだろう。とはいえ、これは看護職の自己主張というよりも、むしろ患者を中心とした医療の再編という脈絡で考えるのが適切であろう（なお、おおはばな見直し、改訂がなされた二〇二一年版では、こうした挑戦的ともいえる記述はみられない。協働者とともにみずからの専門職を自覚的に責任をもって果たすことがうたわれている。この間の努力による看護師の倫理意識の高まりの成果といえよう。インフォームド・コンセントについても、みずからの職務にふさわしい対応をすべきだとしている。）

こうした医療再編の動きのなかで、医療の各職種がどのようなチームワークを組んでいくかが今後の課題である。検査、診断技術の進歩によって医療技術者も力を発揮するようになってきている。また移植医療が進むとともに移植コーディネーターという職種が重要になってきた。そうした多様な職種を踏まえて将来を展望しなくてはならない。さらに医療施設内の活動をチェックする機構として、倫理委員会ないし施設内委員会を置くようになっている。ただしそこで、委員をどう選任するかという問題があり、職種間のバランスをとったり、施設外の有識者を入れたり、といった工夫が必要である。今日ではもはや、組織の軍隊的硬直化の危険は少ないであろう。ただ、医療は公的性格が強く、公的補助や支援、保護を受けることが多いので、官庁的硬直化の危険はある。もっとも最近では、公的な医療費支出抑制の立場から病院経営の合理化が追求されていて、別種のゆがみも出てきている。

3　インフォームド・コンセントの問題点

実施上の問題

インフォームド・コンセントは基本的に医師と患者のあいだでなされるとしても、こうした医療体制に支えられてはじめて実質あるものとなりうる。さて、実質あるインフォームド・コンセントをなしうる基盤ができあがったとして、次にそれを実施するにさいしての問題を三点にわたって述べてみたい。

①　説明の方法と範囲

インフォームド・コンセントは医療者総体として努力すべきものであるが、現状では医師が責任をもっておこなうべきである。そのためには、医師はそれをおこなうための見識をもっていなくてはならない。また、共働している医療者の意見に耳を傾けなければならない。説明の第一の目的は、患者が治療にかんして自己決定するための十分な情報を提供することにある。これについてはインフォーム（inform）ということばの語源に思いをいたしてもよい。つまりそれは、相手の精神の中に、しっかりとした観念を形づくってあげることを意味する。そのさい医師の側も協働する医療者を背景にもつとすれば、患者側も家族・友人たち、場合によっては患者団体を背景にもっている。インフォームド・コンセントは、患者が望まないときは別として、それらの人々にもオープンなほうがよい。

説明すべき内容については、個々の状況により一義的には決められないむずかしさがある。ごく一般的には次のようなことが考えられる。患者の病状の説明、それに対して試みようとしている治療法の説明、それにともなう不確実性ないし危険性、治療後の見通し、その治療をしない場合どのようなことが予想されるか、他の治療法があるか、などである。インフォームド・コンセントは、治療の過程で繰り返しおこなうべきものなのであろうか。患者中心の医療、患者の自己決定権の重視という精神からいって、そうしたことも考えるべきであろう。ただ日常的には、患者とのコミュニケーション（意思疎通）をはかるという一般的努力をまずは大切にしたい。そして特殊な治療についてはもちろん、一般化した治療であっても患者の負担が大きかったり、危険をともなうような治療については、しっかりしたインフォームド・コンセントが必要となる。また一般化していてしかも安全な治療であっても、患者が特殊な宗教的信条や価値観をもっているときは注意しなければならない。そして重要なインフォームド・コンセントは文書にするのがよい。文書化はときに形式化の弊害をともなうにしても、明確化のためにはそうしたほうがよい。

② インフォームド・コンセントの実施が困難な場合

インフォームド・コンセントの仕方のむずかしさのみならず、インフォームド・コンセント自体が困難な場合がある。患者が重篤な場合で、病名の告知すらなされていないような場合である。インフォームド・コンセントの精神からいえば、告知はするのが原則とならざるをえない。がんの場合を考えてみよう。告知ということばは、なにかきつい感じがする。もっとも昔はがんの「宣告」ということばが多用されていたようで、それにくらべればまだよいのかもしれない。がんの治療法が進歩し、いまではかなりの場合、有効な治療法がある。そこで、その病名、病状を率直に伝え、患者と医師がともに治療の方針について考えるのを基本とすべきである。もちろん、なにがなんでも告知するというように、告知を絶対化することはできない。だがそうした場合でも、告知をしないというよりは、告知の幅や多様性を考慮すべきであろう。いつ、どこで、どのような内容を、どのように伝えるのか、といったことである。がんに劣らず不治のことが多かったエイズの場合、それが伝染性であるため当初より告知してきた。もちろん患者がそれを知ることはひじょうにつらいことであろうけれど、告知の是非が問題になることはない。現在の医療ではときに例外はあっても、病名を告知し、ともに治療法、対処法を考えるという医療がますます主流になってきている。医療がそれに見あった体制になってくれば、私たちは、告知にまつわる危惧の多くを払拭できるのではないだろうか。

自己決定能力の欠けている場合はどうしたらよいであろうか。まず小児である。小児については、両親など、しかるべき近親者、保護者が代行することになる。とはいえ、十代になっていればもちろんのこと、それ以下でさえ、なるべく本人にもよく話し、納得してもらうようにすることが大切である。つまり小児にもできるだけインフォームド・コンセントをおこなうようにするのが原則である。心神喪失ないし耗弱の場合も、近親者の代行が必要になる。そのさい、当人が正常ならどう判断していたかということが、ひとつの基準ないし手がかりになる。これに対して、乳幼児や、知的成長がみられない人の場合はどうであろうか。もともと自己決定を原理としているインフォームド・コンセントは不可能ともいえる。しかしこの場合でも、近親者が当人の立場に身をおく気持ちで、インフォームド・コンセントを代行することができるように思われる。

③　同意が得られない場合

医師が適切な説明をしても、患者の同意が得られない場合が当然出てくる。そのときには他の方法がないかどうかといった、今後の治療方針をさらに話しあってゆくことになる。しかし、それでも決着がつかない場合がある。ある種の治療拒否などにそれがみられる。宗教団体「エホバの証人」の信者たちの輸血拒否の例がときどき取り上げられる。この拒否は宗教的信念からきていて、話しあいで簡単に了解が得られるといったものではない。自己決定権を尊重するかぎり、輸血拒否を認めざるをえなくなる。とはいえ、そう単純に割り切れないところがある。医師の側にも倫理的意識が働くからである。それは仁恵（善行）の原理からくる。生命倫理の原理として、しばしば自律の原理と仁恵の原理が立てられる。そのさい、両者が調和することが多いものの、対立することもある。自律の原理とはすでに述べた自己決定権を原理とする立場である。医師などの医療者は、患者の自己決定を尊重しつつも、患者にとって善となることをするという基準、すなわち仁恵の原理ももっている。たとえば、病院には縁がなく健康であった人が急に盲腸炎にかかったとする。手術して切り取ればすむのに、手術は怖いからいやだといって応じないとする。この場合、医師たちは、患者の意思だからといってそれに従うわけではなく、むしろ説得しようとするであろう。それは患者の自己決定にもかかわらず、手術するほうがその患者のためになると考え、患者にそうした仁恵（善行）をなそうとするのである。こうした説得をどのていどまでするかはむずかしい。患者の自己決定権は重要であるから、患者の決定が常識に反するとしても、それに従わざるをえない場合が出てくるであろう。そのときには患者と、他の方法がないかどうか、あらためてともに考えることが必要になる。そのさい、患者の希望をかなえられそうな病院を紹介するというのもひとつの方法である。
以上三点にわたって、インフォームド・コンセント実施上の問題点を述べてみた。アメリカで確立したインフォームド・コンセントの理念の重要性が、我が国でも広く認識されるようになってきた。けれどもそれが適切なかたちで定着するための努力が必要である。

「説明と同意」か「理解と選択」か

インフォームド・コンセントを「説明と同意」と訳すことに異論を唱え、むしろ「理解と選択」とするのがよいという人たちもいる。インフォームド・コンセントの訳語としては無理があるものの、そのように言い換える意図は理解できる。たしかに説明ということばは医療者の側からの一方的な行為に取られかねないところがあり、同意ということばはひとつの処置に誘導するようなふしがある。それに対し、「理解と選択」は患者側に立った表現となっている。インフォームド・コンセントの概念的理解についても、さらに深めてゆかなければならない。

問題

問題1 医療におけるパターナリズムの弊害をあげなさい。そのうえで、パターナリズムもある場面では必要なのではないか、検討しなさい。

問題2 現在では様々な医療職種の人たちのチームワークが大切である。新しい協力関係を打ち立ててゆく必要がある。そこで、医師と看護師を例にして、両者の協力関係の在り方を描いてみなさい。

問題3　「説明と同意」と「理解と選択」を対照させながら、インフォームド・コンセントの在り方を考えてみなさい。

第12章　今後の医療と生命倫理学

1　医学・医療批判

イリッチの医学・医療批判

医学・医療の発達はプラスの面ばかりではなかった。睡眠薬サリドマイドによる胎児の四肢欠損症、非加熱血液製剤によるＨＩＶ感染症（エイズ）のような、多数の犠牲者を出した薬害があった。またすでに見たように、医療技術を過信して延命しか視野に置かない医療に疑問の声もあがってきた。しかし、そのマイナス面はできるだけ解消する努力が必要だとしても、現代の医学・医療が人間の健康と福祉に貢献してきたことを多くの人々が認めている。これに対し、現代の医学・医療を全面的に弾劾したイヴァン・イリッチ（イリイチとも表記される」（一九二六―二〇〇二）の批判は衝撃であった。

イリッチは『脱病院化社会――医療の限界――』（原題 *Limits to Medicine*, 1976）のなかで、それをおこなっている。彼は、「医療機構そのものが健康に対する主要な脅威になりつつある」と考える。今日の医療は言われているほど有効な治療をほどこしていないばかりか、あらたな病気を生み出してもいる。前世紀末からの医学の歴史を振り返ってみて、非伝染性疾患はともかく、伝染性疾患について科学的医学が果たした役割を否定する人はほとんどいない。だが、これについてもすべてを額面通りに取ることはできない、とイリッチは考える。多くの伝染病において、その病原菌が発見され、抗生物質などによる治療法が開発される以前に、患者の減少が始まっている。そうした伝染病、たとえば結核が減少した理由としては、むしろ、私たちの栄養状態、生活状態の改善のほうが重要な要因であった、とイリッチはいう。こうした見方の当否は、歴史的ないし統計的に検証できる。そして現在では、結核減少にかんするイリッチの見方はかなり受け入れられ、常識化すらしている。

とはいえ、結核、天然痘、ハンセン病（らい病）といった昔からの恐ろしい病気制圧に果たした医学の役割も、正当に評価すべきではなかろうか。これについてイリッチは、医学があらたな病気を引き起こしてもいるではないかと反論する。そうしたマイナス面を考えるなら、現代医学などたいしてありがたくもないというのが彼の見解である。彼は医原病（イアトロゲネシス）という用語を導入する。それは、医学・医療の実践が原因で起こる病気である。右であげた非加熱血液製剤によるＨＩＶ感染もその例になりうるし、そのほか、多くの医療過誤がある。また病院内でのＭＲＳＡ（メシチリン耐性黄色ブドウ球菌）も問題になっている。この院内感染などは、二重の意味で医原病的性格をもつ。まず、抗生物質の乱用が、それに耐性をもつＭＲＳＡを生み出してしまったということがある。さらにこれが病院内で老人や、手術後で抵抗力の落ちている人たちを襲い、その人たちは本来の入院理由とは別の病気で命を落とすことにもなった。こうした医原病をイリッチは臨床的医原病と呼び、これとは別に社会的医原病と文化的医原病もあると彼はいう。社会的医原病とは、医学・医療が人々を病人に仕立て上げることから生ずる。そうすることによって医学・医療は利益を得ることができるからである。そこに社会的な過医療化現象が起こり、健康な人までが病人として扱われ、また実際に病気になってしまう。このような病気を社会的医原病という。文化的医原病のほうは、医学・医療が苦痛・傷害・死などに過度に介入することによって起こる。つまりそれらを病気として扱い、医学・医療の対象とするのである。そうして生ずる病気が文化的医原病である。ここでも結果的に苦痛・傷害・死に対する人間の感受性は弱まり、またそれらをみずからの力で克服する能力を失って、実際に病気といえる状態になってしまう。

ルソーの文明論

こうしたイリッチの見解を追っていると、文明を批判し、自然への復帰を説いたジャン゠ジャック・ルソー（一七一二―一七七八）を思い出す。ルソーは『人間不平等起源論』（一七五五年）のなかで、医学についても批判している。医学が無視されているところのほうが、医学が進んでいるところよりもかえって健康に暮らしているといえないであろうか。医学が進んでいるはずの文明社会では、富んだ人々は運動不足と凝った食事で健康を害し、貧しい人々は過度の労働と粗末な食事でこれまた健康を害している。それに対し、自然状態にあっては文明の恩恵を受けないにもかかわらず、不平等がなく、適度の労働と適度の食事により健康を保つことができる。文明社会の進んだ医学が治すという病気の多くは、その文明社会自体が生み出したものではないのか。自然の命ずる単純な生活で満足していれば、私たちはそうした病気の多くを避けることができたはずだ、というのがルソーの意見である。自然状態における人間は、薬をほとんど必要とせず、まして医者など必要としない、と彼はいっている。ルソーのこうした主張を額面通りに受け取ることはできない。原始社会は半面で、自然現象に左右される不安定な社会でもあった。彼のいうことは半面の真理でしかない。しかし、言い換えれば半面の真理はある。つまりルソーは、文明の発展を手ばなしで擁護する立場を批判し、そうした立場が原始社会に対して抱く「未開」とか「野蛮」というイメージをふりはらい、「自然」としてそれを捉えなおした。それと対照させつつ、彼はゆがんだ文明の姿を描き出したのである。ルソーの当時からあったように、人間に動物なみに生きろというのか、といってルソーの説を退けることは可能である。けれども、彼の説をむしろひとつのユートピア論と受け取り、文明の前途を映し出す鏡とすべきではなかろうか。

イリッチの批判の受け止め

昔の大思想家ルソーはともかくとして、現代の思想家イリッチに対してはもっと現実的な疑問をなげかけざるをえない。このように発展してきた文明は、したがってまた医療は、もう後戻りできないのではないか。イリッチも医療の全否定まではいわない。ただ医療が私たちの生活になるだけ介入しないのがよいと考えている。彼は『脱病院化社会』のいちばん最後のほうで、次のようにいっている。

「医療の介入が最低限しか行われない世界が、健康が最もよい状態で広く行きわたっている世界である。健康な人々とは健康な家に住み、健康な食事をとる人々である。健康な人々は出産、成長、労働、治療、死のいずれに対しても適している環境の中の健康な家庭で生活している人々なのだ。彼らは結婚、出産、人間の条件の共有、死に対して官僚的干渉を必要としない文化によって支えられている。」（二二〇ページ）

どの程度をもって医療の最低限の介入と考えるのかわからないが、このような見解は彼の医原病論からの帰結であり、説得力がある。それとともに、同じくイリッチもいっていることだが、個人のイニシアチブによる医療の選択が強調されてよい。自分に合った医療を選ぶ（自分に合わない医療は拒む）自己決定の精神が尊重されるべきである。エホバの証人という宗派の人々の輸血拒否について、議論になることがある。むずかしいのは、本人だけではなく本人の子についても輸血拒否をするようなケースであり、これには慎重に対処すべきである。ただ輸血拒否の立場は、たとえそれが宗教的で非科学的と思われようと、尊重されるべきではなかろうか。輸血や血液製剤により、予想もしなかった規模の肝炎やＨＩＶなどの感染の災害がもたらされた。結果論ではあっても、輸血拒否にも一理あったと思わざるをえない。

2　医療・福祉政策

医療の経済

ひとりの人の命は地球より重いといわれる。このことばは正しいし、医療においてもこの見方を原点に置かなければならない。けれども他方で、そこから生ずる負担、犠牲を他の人々が担うにも、おのずと限界があるというのが現実である。医療政策を立てるときに、この点を視野に置かざるをえない。医療資源の配分といった問題に取り組むときがそうである。一国の財政の問題として、医療への財政支出をふやすべきだという要求はありうる。たとえば軍事費を削り、むだな土木建設費を削り、医療費にまわすべきだと主張することができる。それでもいずれは医療資源の限界に突き当たる。そして、それ以上のものを要求すれば、税金や保険料のおおはばな値上げというかたちで私たちにはね返ってくる。そこで限られた医療資源をどう配分するかという問題が生ずる。そのさいに、ある人たちの生命と健康を守ろうとする努力が、他の人たちの生命と健康への配慮の切りつめにつながるというジレンマに陥ることがある。

医療は通常の経済活動とは区別すべき点が多い。とはいえ経済的視点を無視すると、結果的に質の劣る医療に甘んじざるをえなくなる。マクロ的な観点からいうと、一国の医療費の額が問題になる。日本の医療費の割合は、対ＧＤＰ（国内総生産）比でみると、二〇一九年で一一・〇％で、アメリカ（一六・六％）、ドイツ（一一・七％）、フランス（一一・一％）とくらべて、高いとはいえない（ＯＥＣＤの資料による）。医療政策において焦点になるのは、公的な医療費支出と保険制度である。たいていの国や自治体は医療に多額の財源を割いている。病院、防疫施設、保健機関、研究施設その他を設置し、国民の健康に配慮している。我が国の場合、病院はかなりのていど民間に依存している。国・地方自治体・日本赤十字社等の公的団体の占める病院数の比率は、二割ていどである。とはいえ、それは医療を市場経済に委ねることを意味しない。「医療法」では、病院は営利団体ではないと考えられている。病院はそれゆえ諸官庁により規制を受けると同時に、直接間接の経済的保護を受けている。病院の運営上、とうぜん医療費の出所が大きな意味をもつ。我が国ではその大半が保険から出ていることが、医療制度全体を規定している。そしてこの保険制度は、本人や勤務先の会社などが支払う保険料によるのが基本とはいえ、国のおおはばな保護と支援のもとにある。ふつうの会社員、公務員の場合、一時期は一割ないし二割と低く抑えられていたものの、現在は本人、家族とも、三割負担が原則である（二〇〇三年より）。その他のばあい多くは国民健康保険に加入しているが、この加入者はふつう三割負担である。これを原則とし、高齢者や乳幼児には負担を軽くしている。そのほか高額医療費、難病医療費に対する補助の制度もある。こうした保険制度が医療の経済を大きく規定している。そして医療資源の配分も、この保険制度の在り方にしたがって決まってくるというのが実態である。

保険制度

いわゆる先進国のなかで、こうした公的医療保険制度をあまり取り入れていないのがアメリカ合衆国の大きな特色である。ヨーロッパの諸国や我が国とちがい、アメリカの医療費は個人負担や私的保険に依存するところが大きい。これには問題もあり、公的保険制度の整備は、一九九二年に政権についたクリントン大統領の最大の課題のひとつとなった。その努力が始められたものの、確定的な方向を出すにはいたらなかった。アメリカの公的保険制度としては、老人・障害者むけのメディケアと低所得者むけのメディケイドがある。しかし、それがカバーできる範囲はかぎられており、多くは自己負担や私的保険（これは企業として一括して入っている場合も多いが）に頼っている。このこと自体は悪いとはいえないにしても、医療の恩恵を受けられない人の増加など、ひずみが出てきている。二〇〇九年に政権についたオバマ大統領は、あらためて医療保険制度改革に着手した。二〇一〇年には医療保険改革法を成立させた。しかし、多額の税金を投入することへの反発も強く、計画どおりには進んでいないようである。

これに対して、我が国ではヨーロッパの国々と同じく、国民皆保険の方針により医療がかなり平等に国民にゆきわたっている。けれども、そこに問題もある。ふたつをあげておきたい。ひとつは医療の質の問題である。保険の支払いの基礎となるのは点数制である。初診料、入院料、検査料、薬剤料、手術料などのいわゆる診療報酬が、点数表に基づき点数化される。一点は一〇円に換算される。そうして算出された医療費のうち七割といった給付率に応じて、保険より支払われることになる。このいわゆる出来高払いの方式は、費用を明確にし、また点数改定により医療費の適正化がはかれる利点がある。他面ではしかし、医療の形式化の弊害が指摘されている。患者に対するカウンセリングの仕事は点数化しにくく、適正に評価されていないため、いきおい軽視されることになり、三分診療といった結果をもたらしている。そして治療の成果よりも個々の治療・検査行為に対して報酬が支払われるため、経営上の要請から、不必要な投薬、検査の増加につながってきた。そのため、出来高払いにかわる包括払い方式の部分的導入もすでに始まっている。これは、ふたつめの医療費の増大と保険財政の圧迫の問題にもかかわってくる。むだな医療が医療資源を枯渇させている。もっとも、それだけではなく、新しい機器を用いた高度医療、高齢化による慢性病患者の増加といった種々の要因が、医療費の増大をもたらしている。そしてそれが保険制度の維持を困難なものにしている。すでに国民健康保険や保険・共済組合に国庫から多額の資金がつぎこまれているが、その額はさらに増加の方向にある。

高齢者の福祉

医療とともに、福祉の在り方が問われている。とりわけ高齢者福祉の不足が、医療へのしわ寄せとなってあらわれることにもなった。老人医療保険の充実により、高齢者が無料ないしわずかの医療費により病院にかかることができるようになったため、一般病棟を高齢者が占める割合が急速に増加してきた。これは医療財政を圧迫する点で不適当なだけではなく、高齢者たち自身にとっても不適当なところがあった。そのなかには治療よりもむしろ介護を必要とする人々が、多く含まれていたからである。それらの人々はそこでは不要な検査、投薬の対象となり、他方では必要な介護は受けられない。こうした状況のなかで、高齢者の医療・福祉にこたえ、また医療財源上の問題にも配慮して、老人医療・福祉施設として、老人病院、特別擁護老人ホーム、老人保健施設などが設定された。高齢者介護の体制づくり、とりわけそれを支える人的、経済的基盤の確立が求められている。

現在、社会保険として、年金、医療、介護の三つをあげるのがふつうである。我が国でも世紀の変りめ頃から高齢者の介護の問題に本格的に取り組み始めた。一九九七年末に「介護保険法」が成立し、西暦二〇〇〇年から高齢者介護の新しい制度が始まった。これにより高齢者は従来の年金制度、医療保険に加え、介護保険によって守られるが、私たちは四〇歳から介護保険のための保険料を払わなければならなくなる。六五歳以上の認知症や寝たきりなどの高齢者が介護を受けられる（事情によっては四〇歳からの受給も可能である）。市町村に置かれた介護認定審査会がその程度を判定し、判定結果に応じて在宅介護や施設介護が受けられる。

高齢者は増加する一方であり、財政的負担の問題も深刻である。そこで高齢者の医療保険についても検討が進められた。そして七五歳以上を後期高齢者とし、その人々が一括して加入する後期高齢者保険制度が二〇〇八年から始まった。このように年齢を区切って扱いを変えることについて批判も多かった。一割負担が原則であったが、二〇二二年度より、これまで一割負担の対象者であったうちの、二〇パーセントほどを二割負担へと移行させた。なお、六五歳から七四歳までを前期高齢者と呼び、特別な制度は設けないものの、扱いを多少、変えている。

こうした保険制度の在り方が、今後の医療・福祉政策を見通すさいの、ひとつの焦点になる。医療・福祉政策はそのまま倫理問題となるわけではないにしても、生命倫理学はつねにこれを視野に入れておかなくてはならない。

3　生命倫理学と環境問題

環境問題の多様性

イリッチの場合、医学・医療の発達、とりわけ高度医療とか先端医療といわれるものへの反発が強い。生殖技術であれ、脳死・臓器移植であれ、その発達が面倒な倫理問題をもたらした。医学・医療の発達をイリッチのように総体的に否定することは現実的ではないと考えるからこそ、生命倫理学はそうした倫理問題に正面から取り組んできたのである。ところで高度・先端医療や生命科学の役割もさることながら、健康な生活が思いがけない素朴な水準で脅かされることが起きている。環境問題にそれがみられる。環境の悪化があらたな病気を生み出す心配がある。環境の悪化は急速で、医療の活動だけではとても対処しきれそうにない。オゾン層の破壊は紫外線をふやし、皮膚がんなどの増大を招く心配がある。また従来の有機塩素系農薬、ＰＣＢ、ダイオキシンに加え、ビスフェノールAのような内分泌攪乱化学物質（環境ホルモン）の有害性が指摘された。環境汚染物質は多様化している。これらにより生じた病気や障害に対して、医療はその治療や改善に努める役割がある。たとえばダイオキシンは家庭ごみや産業廃棄物の焼却によって発生してきた。それが食物や大気をとおして体内に入ると脂肪に蓄積され、発がん性、免疫毒性をもつとされる。いったん蓄積されると体外に排出されにくいのが特に問題である。これについて、排出させる療法の開発は可能であろう。しかし、ダイオキシンだけが問題ならまだしも、これほど汚染が多様化しては、医療の努力には限界を感じざるをえない。

現在、医療の世界で問題になっていることも、環境問題にかかわっていると思われる例が少なくない。エイズやエボラ熱もアフリカにおける環境の変化に起因するといわれる。すなわち開発が密林奥地にまで及び、人間が入り込んである種の動物を宿主とするウイルスに感染したのではないかと疑われている。さらにエイズの場合、かりに感染しても以前であれば局地的にとどまったものが、交通の発達のためにまたたくまに世界中に広まった。ＢＳＥ（狂牛病）も牛肉増産のため、もともと草食動物であった牛に羊の脳や臓物をくだいた動物飼料を与えたことから、牛が感染したといわれる。そうであれば、これも人口増加、食糧増産といった環境問題、環境変化にかかわっている。

環境問題のなかには、私たちの健康な生活に大きくかかわっているにもかかわらず、もはや医療の次元を超えているものがある。温暖化とその帰結がそうした例である。エネルギーの大量消費を背景に二酸化炭素をはじめとするガスが増加し、それらが地球に温室効果を与えている。これにより自然のシステムがくずれ、異常気象、森林資源の枯渇と砂漠化、海水の水位上昇といった様々の影響が予想され、すでにそのきざしが見えてきている。生活環境の悪化とともに、とりわけ食糧危機がさし迫った問題となる。これは他方で世界人口がふえつづけているために、いっそう深刻である。エネルギー源をおおはばに原子力に切り換えてゆけば、二酸化炭素増加を抑えることに貢献できるものの、こんどは放射性廃棄物の処理に苦慮するというように、八方ふさがりの様相を呈している。私たちの生き方、文明の進路自体の再検討が求められているというべきかもしれない。そうした問題を、生命倫理学は無視することができないはずである。けれども学際的とはいいながら、医療の問題を中心に展開してきた生命倫理学は、そうした難問に対処する手だてをもっていないようにみえる。

環境倫理学の原理

このような環境問題を考える学問として環境倫理学が構想されている。生命倫理学は、この語の創始者ポッターが環境倫理学的なものを構想していたことは別にしても、それと関連するのはまちがいない。両者は、健康な人間生活への関心を大きな柱とすることで共通するからである。けれども、生命倫理学と環境倫理学は対立させられることがある。見てきたように生命倫理学は自己決定を基本原理としているのに対し、環境倫理学はそれと相容れない原理に立脚しているように思われるからである。環境倫理学の原理は、たとえば次の三点にまとめられたりする。

① 自然の生存権　人間のみならず、生物の種、生態系、景観などにも生存の権利を認める立場。人間優先主義の否定ないし制限をする立場であり、またアニミズム的見方をとることにもなる。

② 世代間倫理　現在世代のみならず、未来世代をも含めたなかで倫理を規定する立場。つまり、現代世代は未来世代の生存と幸福に責任をもつことになる。

③ 地球全体主義　地球の生態系は開いた宇宙ではなく閉じた世界であると見、そして個人よりもこれの維持を重視することもいとわない。

（加藤尚武『環境倫理学のすすめ』によった）

生命倫理学の自己決定の立場は、こうした原理に真っ向から対立するわけではない。自己決定にさいして他の生き物のことを考えないわけではないし、将来の人々の生活を無視するわけではない。とはいえ、生命倫理学の議論にあって、こうした視点が軽視されがちであることは確かである。

我が国の事情にそくしていえば、生命倫理にかんして、まずは自己決定権を最大限に認め、尊重することが肝要である。そしてこれを定着させたうえで、その限界を自覚するか、あるいはその原理を組み替えてゆく道がある。つまり、一方で生命倫理学の限界を自覚することにより、これまでの生命倫埋学と右に示された環境倫理学を使いわけ、両者のぶつかるところでは相互の調整をはかる努力をすることになる。他方で、生命倫理学の原理を組み替えてゆく道もあるかもしれない。その場合、他者の範囲に将来の人々を含めて解釈することになる。あるいはすでに生命倫理のなかでも議論されているように、動物の生存権をより高めて捉えなおすことになる。

生命倫理学と倫理的基礎

生命倫理学にしても環境倫理学にしても、私たちの生活の条件を定め、維持することに努力している。さて、そうして維持された条件のもとで、私たちはどう生きるのであろうか。ここで私たちは、もっともだいじなのは「生きることではなく、よく生きること」だというソクラテス（前四七〇―三九九）のことばに突き当たる。私たちの人生観、文化的価値観が問われる。それは倫理学のもっとも基礎的な事柄だといえる。生命倫理学を超えているともいえる。生命倫理学はそこまで問わなくてよいかもしれない。とはいえ、生命倫理学の原理である自己決定も、そうした倫理の基礎にのっとってなされるのが本来の姿である。応用倫理学とも呼ばれる生命倫理学や環境倫理学は、倫理的基礎に支えられていなければならない。ただし、現在はそうした倫理的基礎が見えにくくなってきているように思われる。その意味では、倫理の基礎が固まっていればそれに基づいて生命倫理を考えればよいし、そうではない場合、その基礎を固めつつ生命倫理を考えるということでよいであろう。

問題1　ルソーやイリッチの医学・医療批判をどう受け止めたらよいだろうか。

問題2　高齢者の介護について、その家族（たとえば、その子ども）はどのような立場にあるだろうか。その介護にどのていどの責任を負うべきなのだろうか。

問題3　生命倫理学と環境倫理学は、結局どのような関係にあるのだろうか。

問題を考えるための手がかり

問題を考えるための手がかりを一、二例示してみた。これ以外にいくつもの視点があるはずであり、これにとらわれず、できるだけ自分で考えてほしい。

第1章

問題1　医療の発達と多様化が大きいだろう。昔は、病気になっても医療の世話になるのはかぎられていたし、また、医療のできることもかなりかぎられていたといえる。私たちは医療の世話になる機会がふえ、私たちが受ける医療の選択の幅も広がっている。

問題2　確かにがんの告知をしない場合、嘘をつくことになることが多い。嘘をいうことは人間関係を損なう。やはりカントの考えるように嘘をつかないことは倫理の大原則である。けれども、限界的状況のなかで相手のためを思ってつく嘘、消極的な嘘もだめだとすべきかどうか。

問題3　インフォームド・コンセントについて日本的な人間関係にはなじまないところがあるといわれ、また脳死について日本人の遺体観にあわないため、受け入れにくいという意見もあった。ただ、私たちの生活感覚も変ってきており、日本固有といわれるものがはっきりしなくなってきている。

第2章

問題1　いろいろなイメージを描くことができ、そうしたイメージを大切にすべきである。他面で統一的な見解を作ってあまり人に押しつけたり強制したりすべきではないだろう。その意味で、病気ではない状態という消極的観念で満足してもよい。健康や病気を意識しないでいられる状態がいちばん幸福なのかもしれない。

問題2　遺伝子の変異に原因があるという見解もあり、そうした器質的（身体的）原因が一部にまったくないとはいえない。しかし、同性愛はかなり文化的・精神的な次元の問題であって、医療の次元にかかわるのはごく一部ではないかと思われる。最近では、ＬＧＢＴと略称される性的少数者の権利、生き方を尊重する見方が定着してきている。

問題3　エイズのように治療がむずかしいが予防・診断法は確立しているものについては、予防・診断に力を入れることになる。結核の場合、治療法が確立したので、今では予防・診断についてはかなりゆるくなっている（過度の予防が人権侵害に、過度の診断がかえって害になることとも関係している）。がんについては種類によって異なってくる。なお医療を予防・診断・治療からなるとする見方にあっては、リハビリテーション医療などが抜け落ちる心配がある。我が国の「医療法」第一条の二では「その〔医療の〕内容は、単に治療のみならず、疾病の予防の措置及びリハビリテーションを含む……」といわれている。

第3章

問題1　戦後まもなくの頃にＡＩＤを希望した人々のなかには、家の存続のために跡継ぎがほしいという理由もあったと思われる。また、そうして生まれた子が成長してきている現在、その子たちの知る権利の問題が出てきている。

問題2　現在の日本では、跡継ぎとしての男児を望むという考えはなくなってきているが、女児がつづくと次には男児を、またその逆の希望はあるかもしれない。一般的には産み分けという操作はできるだけ避けるべきであろう。ただ伴性遺伝病を避けるために女児のみを希望するといった場合はどうするかという問題もある。

問題3　ヨーロッパの国々では法制化にむかっているとはいえ、すべて法律で規制しなければならないわけではない。ただし学会の会告に、一般の人々の意見をどう反映させてゆくのかという問題は残る。また産科婦人科学会の会告が守られているうちはよいが、会告に従わない例が出てきたときの対応がむずかしい（一九九八年に長野県の産科医が会告に反し、妻以外の卵子を使って体外受精をし、それを妻に移植して出産させたことを公表し、問題になった）。

第4章

問題1　脳死を人の死と認めても、臓器摘出はよくないと考える人もいるだろう。また、自分は脳死になったら死んだとみなしてよいし、臓器提供もするが、家族の脳死の場合はそうはいかないと考える人が多いといわれる。また脳死を人の死であると一律に決める必要はないとする考え方もある。

問題2　Ａさんの脳をＢさんの体に移植した場合、その人（Ａさんの脳＋Ｂさんの体）はＡさんというべきか、Ｂさんというべきか。脳というのはやはり、特別な器官であり、移植の対象にはならない。ただし、脳外科手術などで脳に手を加えることは現在でもおこなわれている。部分的な移植なら、まったくだめだということにはならないかもしれない。

問題3　我が国では脳死体からの臓器移植ができなかったため、それだけ生体腎移植、生体部分肝移植がふえたという面がある。脳死体臓器移植に問題があるとはいえ、健康な人にメスをいれる生体臓器移植の問題は大きく、移植医療を全体として見ていかなければならない。そのためのオープンな議論ができるように実情が公開される必要がある。国内での移植実施データは、日本臓器移植ネットワークや日本移植学会のホームページで見ることができる。

第5章

問題1　治療とは関係のない（非臨床的）人体実験を絶対にしないということで筋を通したベルナールの態度は、評価できる。ただし、その限界のぎりぎりまでは実験の対象としたいという意欲が強すぎるし、ここにあげられている例も問題があるように思われる。

問題2　動物を実験材料とすることと、昔からしている動物の食物利用とは、ひとまず区別して考えてもよいのではないかという気がする。けれども現在の食物利用の状況も昔とは様変りしており、問題が多いのは事実である。動物との、あるいは生物一般との私たちの共存の在り方を考えなおしてゆく必要がありそうである。動物実験についてはできるだけしなくてすむようにし、せざるをえないときは動物の数をできるだけ少なくし、苦しみを与えないようにする、といった配慮が必要である。

問題3　「ヘルシンキ宣言」は、医学・医療の発展のために非臨床的実験は不可欠と考えた。ただ、これをだれが担うかはむずかしい。アメリカにくらべると日本ではボランティア精神が一般に乏しく、被験者にあまりなりたがらない。とはいえ、そのアメリカでも、戦後しばらくのあいだ、かなりの数の囚人を被験者として（ただし報酬つきで）用いていた。

第6章

問題1　現在では純粋に経済的理由で育てられないという例は少ないであろう。いわゆる経済条項は種々の事情で中絶を希望する場合の根拠にされている。いろいろ困難な問題もあるが、現「母体保護法」は、中途半端なかたちで残っている法律であり、いずれは、この条項も含めて見直さなくてはならない。

問題2　議論が加熱して、中絶を実施している病院や医師が襲われるまでになると問題であるにしても、日本ではこの問題にもっときちんと取り組むべきであろう。ただし、アメリカでは中絶の忌避が、避妊のための経口避妊薬（通称、ピル）の乱用につながっているという問題もあり、総合的に考えてゆかなくてはならない。

問題3　現在の日本の法律がそうであるように、やはり出産を大きな節目とみることができよう。ただそれを前提したとしても、そのうえで胎児の位置、さらには胚の位置についてきちんと考えておく必要がある。人とはいわなくても、人に準ずる存在であることは確かである。

問題4　中絶薬による方法は一九八八年に世界ではじめて承認され、現在、多くの国で導入されているという。大きな反対はみられないが、中絶の様相に変化をもたらすだろう。このさいに、中絶についてあらためて議論し再検討すべきだという意見はすでに出ている。

第7章

問題1　横浜地裁判決の示したきびしい要件を満たしているなら、積極的安楽死を認めてよいのではないかと思われる。ただしこれでもだめだという意見もありうるし、逆にこれでは実際には禁止しているのも同然だという意見もあるだろう。担当の医師に責任をもたせるのが現実的と思われるが、それはけっして医師の一存で決めるということではない。

問題2　消極的安楽死ないし治療中止は、医療のなかでかなり現実味をおびたものであろう。栄養・水分補給を止めれば確実に亡くなる。それもいわば餓死というかたちで亡くなる。積極的安楽死よりもこちらのほうがよいといえるか、むずかしいところである。

問題3　安楽死ということばは、語源からいえば、けっして悪い意味とはいえない。安楽死にかわって尊厳死を言い出した背景には、この語が悪用され、汚されてしまったことにもよるだろう。ただ尊厳死のほうも、どういう意味でそれが尊厳といえるのか、という疑問も出されている。アメリカの法律で自然死ということばが用いられることがある。適切な面もあるが、漠然としすぎている感もなくはない。

第8章

問題1　理性を基準にするのはよいとしても、そこから抜け落ちてしまうものを考えないといけない。感情的なものがそうである。そして私たちは現実に、理性の働きがみられないなら人間ではないと割り切っているわけではない。種としての共同意識もそこに働いている。

問題2　西洋哲学の伝統では意識に重い意味をもたせ、人間以外の動物には意識はないとしている。けれども、猿や犬にも素朴な意識の働きは認めてもよいのではないだろうか。そしてフロイトなどの意識論にはそうした方向性が示されている。自己意識となると、たしかに動物にはそれを認めにくい。

問題3　食物としての動物、そして生命倫理のうえでは動物実験の問題もある。かつては人間の豊かな生活のためには動物を犠牲にしてもやむをえないとみる傾向が強かった。現在では反省が生まれている。植物も含めた生態系の維持にもかかわることだが、いまでは、どのように動物と共存していくかということが問われている。

問題4　植物は一般に、葉緑体による光合成という働きをもっている。動物はそれゆえ、植物由来の有機物を食物として摂取することでこれにかえている。光合成が二酸化炭素削減に寄与していることも知られている。このように地球上で動物は植物の能力に大きく依存していることを忘れてはならない。

第9章

問題1　がんは効果的治療のむずかしいものが多い。そこで早期発見・早期治療により効果をあげることが、がん検診推進の背景にある。その手間や検診による身体への負担を考えると、効果のほどは疑問だという意見もある。一律の検診ではなく当人の希望を尊重し、またがんの種類、当人の年齢、当人の負っているリスク（遺伝的体質、職場や生活の環境）を考慮してなされることが必要であろう。

問題2　歩み方は様々であっても皆がこのような過程をたどるのだと断言されると、異論も出したくなる。けれども、このような論理化をはかった意義は評価されるべきだし、またこの図式がすぐれた導きとなることも確かである。もちろん、この図式だけが一人歩きし、形骸化することがあってはならない。

問題3　すでに長い実践と経験を積み上げてきた緩和病棟がある。また緩和病棟は公的にも認知されるにいたった。けれども、医療制度全体が大きく動いているなかで、緩和病棟の在り方も多様であってよい。緩和病棟と自宅療養を連携させる試みもすでにある。型にはめて考えるのではなく、各人がかたちづくってゆこうとする態度も必要であろう。

第10章

問題1　私たちを決定づけているものとして、遺伝と環境のふたつがあげられる。その人の知性や性格など、かなり環境が作用していると思われるが、体質などは遺伝的影響も大きいのは確かである。それでも遺伝的素質の発現の仕方は環境に左右されるし、遺伝子も様々な遺伝子が複合的に作用している。

問題2　同じ不治といっても、その病気の発現の仕方、時期、重度などにより微妙に対処の仕方が変ってくるだろう。その人の生き方によっても変ってくる。早く知って自分の人生設計をたてるという考え方もありうる。特殊な遺伝病だけではなく、これからはがんの遺伝子診断なども普及する可能性がある。

問題3　私たちのできるだけ「良い子孫」をもちたいという希望を無視することはできない。とはいえ、国家がそれに過度に介入し、「不良な子孫の出生を防止する」政策を実行するとどんな人権侵害が起こるかは、すでに経験ずみである。また「良い子孫」と「不良な子孫」という区分もなにを根拠にそう区分するか、はっきりしないことが多い。

第11章

問題1　かつてはパターナリスティックであった日本の医師も、いまは変ってきている。明らかになってきたのは、医療のできることに限界があること、他方で患者は素人とはいえ、自分の病気にかかわることについてはかなりのことを理解でき、判断できることである。医療者のパターナリズムが必要な場合もあろうが、患者やその家族との信頼関係がなければ行使できない。

問題2　医療職種が多様化してきている。その協力関係の在り方については、一歩先に進んでいるアメリカの例を参考にすることができる。看護師については、現在我が国では看護師の高学歴化が急速に進んでいる。しかも看護師は医師にくらべれば専門分化の度合が少ないことから、医師より広い視野を確保できる可能性もある。

問題3　インフォームド・コンセントということばは、最初は裁判のなかなどで法律用語として使われだした。治療を開始する前提としての医師の義務であり、なされた医療の内容が法律的に争われるときインフォームド・コンセントの実施とその内容が問われる。このことばが我が国で医師の側の押しつけの感じがともなうなら、「理解と選択」という患者側の立場にたったことばで言い換えるのはよいと思う。

第12章

問題1　自然に帰れなどといわれても困るが、現代医療に対する鋭い批判は十分参考にすべきであろう。現在、環境問題の側から私たちの健康の危機が自覚されだしており、そうした意味からも、彼らの文明批判的視点にあらためて注目してみる必要があるように思われる。

問題2　伝統的な家族制度からいえば、高齢者の世話は子どもたちをはじめとする家族の責任である。しかし、伝統的な家は解体していて、世話をしたくてもしにくい現状がある。かといって公的施設に任せればよいというわけにもいかない。福祉先進国の北欧の例は参考になるが、いずれにしても一歩一歩考えてゆくよりほかない。

問題3　私たちの生命の維持、健康の維持ということを主眼にすえているところに、共通の地盤がある。生命倫理学はこの三、四〇年論じられ、体系づけられてきた。それに対し環境問題はこのところ様々な問題がどっと押し寄せてきて、それを体系的に論ずる原理をもちえないでいるようにみえる。まだ安易に融合を考える時期ではないように思う。

参考文献

ここでは容易に入手できる邦語文献をあげる。このところ状況の変化が著しく、また法律の施行、改正が多いこともあり、原則として、古い文献は避けた。また雑誌論文や、各研究機関、研究グループによる報告集、資料集にすぐれたものが多いものの、割愛した。本書から次の一歩を進めるための最小限の文献にかぎった。さらに進むには、以下の文献に収録されている文献表などを手がかりにすることができるはずである。

◎全般にわたるもの

① トム・L・ビーチャム／ジェイムズ・F・チルドレス『生命医学倫理』永安幸正・立木教夫監訳、成文堂、一九九七年。

② H・T・エンゲルハート『バイオエシックスの基礎づけ』加藤尚武・飯田亘之監訳、朝日出版社、一九八九年。——邦訳された体系的著作で、バイオエシックスの古典といえるものである。①の原著初版は一九七九年刊で、邦訳は改訂第三版（一九八九年）による。改訂第五版（二〇〇一年）からの邦訳、トム・L・ビーチャム／ジェイムズ・F・チルドレス『生命医学倫理　第五版』立木教夫／足立智孝監訳、麗澤大学出版会、二〇〇九年、

も出た。②の原著は一九八六年刊。早い時期に邦訳され、よく読まれた。

③ H・T・エンゲルハート／H・ヨナスほか『バイオエシックスの基礎——欧米の「生命倫理論」——』加藤尚武・飯田亘之編、東海大学出版会、一九八八年。

——バイオエシックスの重要論文を集めたもの。多岐にわたっており、参考になる。

④ グレゴリー・E・ペンス『医療倫理——よりよい決定のための事例分析——』宮坂道夫・長岡成夫訳、みすず書房、1、二〇〇〇年、2、二〇〇一年。

——医療倫理ないし生命倫理にかかわる代表的な事例を、冷静かつ詳細に解説している。原著の初版は一九九〇年刊で、邦訳は改訂第三版（二〇〇〇年）によっている。

⑤ 伏木信次・樫規章・霜田求（編）『生命倫理と医療倫理　改訂第4版』金芳堂、二〇二〇年、

——初版は二〇〇四年。執筆陣に医療関係者を多く加えており、多岐にわたるテーマを取り上げている。

⑥『医療六法　令和5年版』中央法規出版、二〇二二年。

——法令集の類を時に参照する必要がある。六法全書のほか、医療関係の法令を集めたものが何種類か出ている。改正も多いので、なるべく新しい版にあたるのがよい。

⑦ 酒井明夫・中里巧・藤尾均・森下直貴・盛永審一郎（編）『新版増補　生命倫理事典』太陽出版、二〇一〇年。

——生命倫理とそれに関連する事柄について、コンパクトにまとめられている。初版は二〇〇二年に出ており、改訂され、より充実したものになった。

⑧『生命倫理百科事典』（全五巻）生命倫理百科事典翻訳刊行委員会（編）、丸善出版、二〇〇七年。

——*Encyclopedia of Bioethics*, 3rd. edition, Macmillan, 2004. の邦訳である。原典の初版は一九七八年、改訂版が一九九五年に出ており、これは第三版である。思想史的な内容が多く盛り込まれている。最後の巻の半ばを占める付録（生命倫理に関連した綱領、誓約と指令）が役に立つ。

⑨『シリーズ生命倫理学』（全二〇巻）シリーズ生命倫理学編集委員会（編）、丸善出版、二〇一二〜二〇一三年。

——「生命倫理学の基本構図」、「脳死・移植医療」、「生殖医療」、「先端医療」などと題された二〇巻からなる叢書である。関心にそくして参照することができる。
⑩ ヴォルフガング・エッカルト『医学の歴史』今井道夫・石渡隆司監訳、東信堂、二〇一四年。
——生命倫理を考えるにあたっては、医学史の理解も必要である。ドイツの大学医学部で定評のある医学史教科書で、生命倫理への言及が多いのも特色となっている。

第1章

宇都宮芳明『倫理学入門』放送大学教育振興会、一九九七年。(ちくま学芸文庫にも収録)

——オーソドックスな倫理学概説書だが、平明に書かれている。

加藤尚武『現代倫理学入門』講談社学術文庫、一九九七年。

——現代の私たちが直面する具体的問題から、倫理学へと導いてくれる。

米本昌平『バイオエシックス』講談社現代新書、一九八五年。

——バイオエシックスの成立を、その時代背景にそくして叙述している。

ディヴィッド・ロスマン『医療倫理の夜明け——臓器移植・延命治療・死ぬ権利をめぐって——』酒井忠昭監訳、晶文社、二〇〇〇年。

香川知晶『生命倫理の成立——人体実験・臓器移植・治療停止——』勁草書房、二〇〇〇年。

アルバート・R・ジョンセン『生命倫理学の誕生』細見博志訳、勁草書房、二〇〇九年。

——ロスマンの原著は一九九一年刊。前二著はともに人体実験の倫理問題を起点にして生命倫理学の成立・展開を叙述している。ジョンセンの原著は一九九八年刊で、著者の経験を踏まえた大著で網羅的かつ示唆に富む。
＊「ヒポクラテスの誓い」は、ヒポクラテス『古い医術について』小川正恭訳、岩波文庫、一九六三年、に収録されて

いる。

第2章

チャールズ・M・ガルバー／バーナード・ガート『医学における哲学の効用――医学と精神医学の哲学・倫理問題――』岡田雅勝監修訳、北樹出版、一九八四年。

――健康と病気を原理的に論じた著書は意外に少ない。第4章、第5章で病気について述べている。

ジョルジュ・カンギレム『正常と病理』滝沢武久訳、法政大学出版局、一九八七年。

――フランスの医学哲学の書。読みやすくはないけれども、こうした書物にも目を向けたい。

レナート・ノルデンフェルト『健康の本質』石渡隆司・森下直貴監訳、時空出版、二〇〇三年。

――健康について精緻な哲学的概念分析をおこなっていて、貴重である。

森下直貴『健康への欲望と〈安らぎ〉――ウェルビカミングの哲学――』青木書店、二〇〇三年。

――健康について哲学・倫理学的立場から多面的に考察している。

第3章

P・シンガー／D・ウェールズ『生殖革命――子供の新しい作り方――』加茂直樹訳、晃洋書房、一九八八年。

――原著は一九八四年刊であるが、生殖技術の問題全般を先取りして論じている。

日本生殖医学会（編）『生殖医療の必修知識』杏林社、二〇一四年。

――日本不妊学会（編）『新しい生殖技術のガイドライン』金原出版、一九九六年、に始まるもので、学会名も変り、こうした題名で出ている。生殖医療のくわしい説明がなされており、学会の会告類も収録している。

柘植あづみ『生殖技術――不妊治療と再生医療は社会に何をもたらすか――』みすず書房、二〇一二年。

柘植あづみ『生殖技術と親になること――不妊治療と出生前検査がもたらす葛藤――』みすず書房、二〇二二年。

――生殖技術（生殖補助医療）の内容と現状を明らかにし、批判的に検討している。患者や医療者へのインタビューに携わってきた著者だけに、説得力がある。

第4章

立花隆『脳死』中央公論社、一九八六年。（中公文庫にも収録）
立花隆『脳死再論』中央公論社、一九八八年。（中公文庫にも収録）
――著名なジャーナリストによるもの。専門家たちの議論を批判的に検討し、脳死論議を市民的論争の場に引き出すのに貢献した。
厚生労働省健康局疾病対策課臓器移植対策室（監修）『逐条解説臓器移植法――臓器移植・造血管細胞移植関係法令通知』中央法規、二〇一二年。
――改正臓器移植法についてくわしく解説している。
小松義彦『死は共鳴する――脳死・臓器移植の深みへ――』勁草書房、一九九六年。
――脳死・臓器移植は医療のなかの問題であると同時に、思想的問題でもありうる。そうした点を論じている。
＊臨時脳死及び臓器移植調査会の「答申」は、梅原猛（編）『脳死は、死ではない』思文閣出版、一九九二年、などに収録されている。

第5章

クロード・ベルナール『実験医学序説』三浦岱栄訳、岩波文庫、一九七〇年。

――科学的医学の基本的思想・戦略を確立した著書。倫理問題への態度もそこにおのずと表れてきている。

クレール・アンブロセリ『医の倫理』中川米造訳、白水社・文庫クセジュ、一九九三年。

――クロード・ベルナールから説き始めて、優生学、ナチスに対する軍事裁判へとたどっている。

常石敬一『七三一部隊――生物兵器犯罪の真実――』講談社現代新書、一九九五年。

――本書ではふれなかった日本軍国主義下の人体実験について知ることができる。

アンネッテ・ヴァインケ『ニュルンベルク裁判――ナチ・ドイツはどのように裁かれたのか――』板橋拓己訳、中公新書、二〇一五年。

――医師裁判を含むニュルンベルク裁判の概要を知ることができる。
＊「ヘルシンキ宣言」は事典類などに収録されているが、改訂が繰り返されているので、日本医師会のホームページなどによって最新版を参照するとよい。そこからさらに世界医師会のホームページに入っていけば、英語原文を見ることもできる。

第6章

教皇ヨハネ・パウロ二世回勅『いのちの福音』裏辻洋二訳、カトリック中央協議会・ペトロ文庫、二〇〇八年。

――一九九五年の回勅で、中絶問題をはじめ、生命倫理にかんするカトリックの基本的立場が再確認されている。

荻野美穂『中絶論争とアメリカ社会――身体をめぐる戦争――』岩波書店、二〇〇一年。

――アメリカの中絶論争を解説し、中絶の問題を検討している。

木田盈四郎『先天異常の医学――遺伝病・胎児異常の理解のために――』中公新書、一九八二年。

――誤解が多く、また中絶の対象にされがちな先天異常について理解するのに役立つ。
＊フロイスからの引用は、ルイス・フロイス『ヨーロッパ文化と日本文化』岡田章雄訳注、岩波文庫、一九九一年、による。トゥーリーの論文「嬰児は人格を持つか」は③に収録されている。

第7章

J・レイチェルズ『生命の終わり――安楽死と道徳――』加茂直樹監訳、晃洋書房、一九九一年。

――安楽死についての原理的な議論の例である。原著は一九八六年刊。

三井美奈『安楽死のできる国』新潮新書、二〇〇三年。

――オランダの安楽死法とその背景を解説している。

盛永審一郎（監修）『安楽死法：ベネルクス3国の比較と資料』東信堂、二〇一六年。

盛永審一郎『認知症患者安楽死裁判――事前意思表示書か「いま」の意思か――』丸善出版、二〇二〇年。

――前者はオランダ、ベルギー、ルクセンブルクの安楽死法の内容をくわしく紹介し、その実態や問題点を検討している。後者は具体的事例を取り上げて考察している。

第8章

ピーター・シンガー『実践の倫理』山内友三郎・塚原智監訳、昭和堂、一九九一年。

――シンガーの竹を割ったような議論には反発も強い。それだけ刺激的な議論でもあり、考える手がかりとして生かすことができる。なお、第二版からの邦訳、ピーター・シンガー『実践の倫理［新版］』山内友三郎・塚原智監訳、昭和堂、一九九九年、も出ている。

伊勢田哲治『動物からの倫理学入門』名古屋大学出版会、二〇〇八年。

――表題のように、動物倫理に限定したものではないが、動物倫理の諸論点を網羅している。加えてパーソン論その他を考える手がかりも与えてくれる。
＊トゥーリーの論文「嬰児は人格を持つか」は③に収録されている。人間とは何かについてはたいていの哲学・倫理学の概説書が、パーソン論については多くの英米系の生命倫理学概説書がふれている。

第9章

小林博『がんの治療』岩波新書、一九九三年。

垣添忠生『患者さんと家族のためのがんの最新治療』岩波書店、二〇〇四年。

本庶佑『がん免疫療法とは何か』岩波新書、二〇一九年。

近藤誠『患者よ、がんと闘うな』文藝春秋、一九九六年。（文春文庫にも収録）

——がん治療について、最初のものはバランスのとれた解説がなされている。より新しい二番めのものもあげておく。三番めは、がん免疫療法を推進してきた著者のものである。四番めは医師による内部批判的な性格をもっており、がん治療を批判的に検討する手がかりになる。がん治療法の変化・進展が著しいので最新のものを参照する必要があるが、多種多様な書物が出ており、ここであげることはできない。

柏木哲夫『死を看取る医学　ホスピスの現場から』NHK出版、一九九七年。

——著者は我が国のこの分野の第一人者。ターミナルケアの現場を知ることができる。

清水哲郎『医療現場に臨む哲学』勁草書房、一九九七年。

——哲学の立場からターミナルケアに独自の取り組みをしている。

ミルトン・メイヤロフ『ケアの本質——生きることの意味——』田村真・向野宣之訳、ゆみる出版、一九八七年。

——ケアとしての医療に注目が集まるようになった。ターミナルケアもその一翼を担ってきた。そうしたケアの概念を論じた著書としてあげておく。原著は一九七一年刊。
＊そのほか、本文中で取り上げた文献は次のとおりである。
エリザベス・キューブラー・ロス『死ぬ瞬間——死にゆく人々との対話——』川口正吉訳、読売新聞社、一九七一年。

（なお、次の訳本も出ている。Ｅ・キューブラー・ロス『死ぬ瞬間——死とその過程について——』鈴木晶訳、読売新聞社、一九九八年。中公文庫にも収録されている。）

E・キューブラー・ロス『死後の真実』伊藤ちぐさ訳、日本教文社、一九九五年。

淀川キリスト教病院ホスピス（編）『緩和ケアマニュアル　第5版』最新医学社、二〇〇七年（『ターミナルケアマニュアル』は改訂を重ね、現在、こうした題名になっている）。

世界保健機関（編）『がんの痛みからの解放とパリアティブ・ケア――がん患者の生命へのよき支援のために――』武田文和訳、金原出版、一九九三年。

第10章

中村祐輔『遺伝子で診断する』ＰＨＰ新書、一九九六年。

中村祐輔『ゲノムに聞け――最先端のウイルスとワクチンの科学――』文春新書、二〇一九年。

――遺伝子研究の権威が、遺伝子と遺伝子診断について平易に解説している。二番めでは、新型コロナにもふれている。

フランシス・Ｓ・コリンズ『遺伝子医療革命――ゲノム科学がわたしを変える――』矢野真知子訳、ＮＨＫ出版、二〇一一年。

――著者はアメリカのゲノム研究・遺伝子医療をリードしてきた医師・医学研究者で、豊富な資料に基づき、この領域をていねいにくわしく一般向けに解き明かしている。原著は二〇一〇年刊。

ダニエル・Ｊ・ケヴルズ『優生学の名のもとに――「人類改良」の悪夢の百年――』西俣総平訳、朝日新聞社、一九九三年。原著は一九八五年刊。

米本昌平『遺伝管理社会――ナチスと近未来――』弘文堂、一九八九年。

――前者は、イギリスとアメリカにおける優生学の問題を歴史的に検証している。後者は、ナチスの優生学的医療政策・社会政策を批判的に検討している。

アリス・ウェクスラー『ウェクスラー家の選択――遺伝子診断と向きあった家族――』武藤香織・額賀淑郎訳、新潮社、二〇〇三年。

――ハンチントン病の遺伝子診断に直面することになった家族の記録である。原著は一九九五年刊。

第11章

ルース・R・フェイドン／トム・L・ビーチャム『インフォームド・コンセント――患者の選択――』酒井忠昭・秦洋一訳、みすず書房、一九九四年。

――アメリカにおけるインフォームド・コンセント概念の成立がたどられ、また原理的検討もしている。原著は一九八六年刊。

杉田勇／平山正美（編著）『インフォームド・コンセント――共感から合意へ――』北樹出版、一九九四年。

――我が国におけるインフォームド・コンセントの議論としてあげておく。

第12章

伊藤元重／総合研究開発機構『日本の医療は変えられる』東洋経済新報社、二〇〇九年。

真野俊樹『比較医療政策――社会民主主義・保守主義・自由主義――』ミネルヴァ書房、二〇一三年。

――現在の日本の格差の少ない医療を維持しつつ、世界的な課題である医療費の増大に対応してゆく道を、それぞれ示唆している。

河口洋行『医療の経済学〔第4版〕』日本評論社、二〇二〇年
――現在、議論になっている医療経済学の諸テーマが検討されている。

加藤尚武『環境倫理学のすすめ』丸善ライブラリー、一九九一年。増補新版、丸善出版、二〇二〇年。

――環境問題を考えるための基本となる倫理的枠組みを提示している。

加藤尚武（編）『環境と倫理――自然と人間の共生を求めて――〔新版〕』有斐閣、二〇〇五年。

――十余名の執筆者が環境倫理の要点や論点を簡潔に解説している。

広井良典『科学と資本主義の未来――〈せめぎあいの時代〉を超えて――』東洋経済新報社、二〇二三年。

――医学医療を含めて、将来を展望する手がかりとなる。

＊そのほか、本文中で取り上げた文献は次のとおりである。
イヴァン・イリッチ『脱病院化社会――医療の限界――』金子嗣郎訳、晶文社、一九七九年。

ルソー『人間不平等起源論』小林善彦訳、中公文庫、一九七四年。

◎雑誌

最後に、生命倫理学関係の国内外の雑誌のいくつかをあげておく。

① 『生命倫理』、一九九一年〜。
――日本生命倫理学会の学会誌（年一冊）。
② 『医学哲学　医学倫理』、一九八三年〜。
――日本医学哲学・倫理学会の学会誌（年一冊）。
③ *The Hastings Center Report*, Hastings: Institute of Society, Ethics and the Life Sciences, 1971〜.
――バイオエシックスの発展を担ってきた権威ある雑誌である（隔月刊）。
④ *Kennedy Institute of Ethics Journal*, Johns Hopkins Univ. Pr., 1991〜.
――アメリカを中心とする生命倫理学の最新の研究動向を知ることができる（季刊）。
⑤ *Bioethics*, Wiley-Blackwell, 1987〜.
――ピーター・シンガーやヘルガ・クーゼらがかかわってきた雑誌で、イギリスから刊行されている（年九冊）。

あとがき

哲学教科書シリーズのなかの『生命倫理学入門』を担当しないかとの誘いを受けたのは、もう五、六年前のことである。それ以前に一〇名ほどの共著で生命倫理学教科書を出版した経験はあった。けれども、やはりひとりの人間の目で生命倫理学の全体を見渡してみることは大切ではないか、というのが執筆を勧めてくれた加藤尚武さん（京都大学）のご意見であった。そうかもしれないと思った。また、医学部のいわゆる一般教育の哲学担当であった私は、加藤さん、土屋俊さん（千葉大学）、門脇俊介さん（東京大学）を編集者とする哲学教科書シリーズの企画に共感するところがあった。私たちは、一般教育（教養教育）における哲学の地位下落を傍観したり、慨嘆するのではなく、どのような哲学教育ができるのか労を惜しまず考え、試みていくべきではないのか。そのうえで、生命倫理学については次のように考えた。医科大学だから医学・医療にかかわる哲学や倫理学をすべきだということにはならないにしても、生命倫理学の体系的講義はあっていいはずである。さらに医科系以外の大学にあっても、生命倫理学の体系的講義があっていい。そのさい、生命倫理自体への理解を深めるとともに、哲学的・倫理学的思索への導入という役割も果たしたい。

ということで執筆を引き受けてみたものの、予想以上に難儀な仕事になってしまった。この間、これのみに取り組んでいたわけではないとはいえ、たえず頭の一角を占め、負担であった。あらたな哲学教育を模索することのたいへんさを思い知らされた。これはもちろん私個人の非力から来ている。ただ、私たち大学の哲学担当者の、哲学教育に対するこれまでの認識や意欲にも問題があったのではないだろうか。知的蓄積の不足を感じざるをえなかった。それでも、ようやく書き終えてほっとしている。

本書に、多少とも取りえがあるとすれば、大学で繰り返し講義したり、討論するなかから生まれた点にあるかもしれない。勤務する札幌医科大学医学部の選択科目「倫理学」で、生命倫理学を講義してきた。それとともにふれないわけにいかないのは、平成五年から札幌医科大学医学部一年生のために始められたグループ研究・発表による授業（医学概論・医療総論）への参加である。他大学の試みに学びながら、秋野豊明前医学部長（現、学長）の主導によって実現したものである。一〇〇名の学生を二〇グループに分け、臨床系教授を中心に二〇名の教員の指導のもとで、医学・医療の問題について研究させる。そしてその成果を学生は口頭発表し、教員も加わって討論するという授業である。私は秋野前医学部長、森道夫医学部長を補佐し、企画や司会を分担してきた。この授業への参加が、本書執筆にさいして大きな糧となった。

こうした背景が、本書の性格にも表れている。欧米の生命倫理学者の議論にそれほど立ち入らず、そのぶん、我が国の現状を念頭に置いた議論が多くなっている。それは欧米の学者の議論を追うことに私が熱心ではないことが大きいとはいえ、このほうが学生にとって生命倫理の議論に入りやすいということがあった。私として多少気になるのは、科学的医学の論理や倫理に重点を置きすぎたかもしれない点である。医学部の学生にそれはだいじであるとしても、もう少しケアの具体的問題などにふれてもよかったと思う。隣接の保健医療学部（看護学科、理学療法学科、作業療法学科からなる）で生命倫理学を講義する機会があり、そういう印象をもった。ただ、いずれにしても生命倫理の問題をくまなく論じることはできない。本書に「入門」とつけるかどうかで迷った。「入門」の備えるべき平明さ、明快さをもっているか確信がなかったからである。それでもつけたのは、本書を入り口にしてさらに先へ進んでくれたら、という期待からであると理解してほしい。

北海道大学文学部（平成八年前期）、大阪大学人間科学部（平成八年後期・集中講義）で生命倫理学の講義をする機会を与えられたのは、本書の仕上げのためにたいへん役立った。本書は、主として医学部初年次学生を念頭に置いて構想されたものとはいえ、他の学部での授業でも十分役立つであろう。実際に講義を担当した経験からもそういえる。ただ、経験を踏まえた感想を、二、三つけ加えておきたい。北海道大学文学部にあって生命倫理学への関心は高く、多数の学生が聴講してくれた。文学部の学生には、欧米の生命倫理学者たちの議論をもう少し取り入れてもよかったかもしれない。文学部での講義に、他学部の学生、特に理学部生物学系の学生が聴講してくれたのはうれしかった。生命科学専攻の学生は、やはりこの程度の生命倫理の知識は身につけてほしい。同じ文化系でも大阪大学人間科学部の学生は、また多少ちがったセンスをもっていた。彼らのためには、今日、医療人類学、医療社会学といわれる分野との連関を考慮すると、より興味のもてるものになるかもしれない。

本書の執筆にあたっては様々な人から恩恵を受けた。私の生命倫理学の講義を聴講してくれた札幌医科大学、北海道大学、大阪大学の学生諸君。医学概論・医療総論でともに学び、討論した札幌医科大学の学生と同僚の先生方。以前に生命倫理学教科書『バイオエシックス入門』を共同執筆した仲間たち。医学哲学研究会、「ヒトゲノム解析研究と社会との接点」研究グループ（京都）、バイオエシックス懇話会（北海道）、札幌医科大学・緩和医療を考える会、の方々。また哲学教科書シリーズ編集者の加藤さん、土屋さん、門脇さんからは何度も貴重なコメントをいただいた。産業図書社長江面竹彦さん、本書を担当してくださった同社の鈴木正昭さん、西川宏さんには、数年にわたって督促・激励しつづけ、原稿の改善にも尽力していただいたことに感謝したい。

平成十一年二月

今井　道夫

第2版あとがき

本書が出版されてから六年になろうとしている。幸いに予想以上に多くの読者を得ることができた。基本的枠組みについては特に改訂の必要を感じていない。もっと別の、よりよい構成や叙述がありうるにしても、この書はこのかたちで使命を全うし、いずれは消え去ってゆけばよい。とはいえ、生命倫理学がかかわる領域の動きは激しい。この間にヘルシンキ宣言の大幅な修正がなされた。また、我が国の生殖医療の倫理的議論は学会レベルから国レベルでの議論に重点が動きつつある。移植医療では予想されたほどの質的転換は見られないとはいえ、いっそう広がってきている。他方、看護婦は看護師と職名が改められたということもある。本書が教科書として用いられるなら、担当の教員に適宜、補足していただければすむかもしれない。しかし、本書を個人で読まれる方々には、従来のままでは不備といわざるをえない。そこで次の三点を中心に最小限の改訂をおこなった。この間の動きや変化を取り入れること。語句や説明を多少整理し、補足すること。「参考文献」を一部、新しいものに差し替えること。章や節のタイトルについては一部変えたほうがよいように思われたものの、従来のままとした。この第2版にあっても、多くの諸先輩や学生諸君との交流に負っていることを感謝したい。

平成十七年一月

今井 道夫

第3版あとがき

本書の初版（一九九九年）、第2版（二〇〇五年）につづき、二〇一一年に第3版を出版する機会を得た。今回も章や節の構成は変えずに、次の箇所に手を加えるにとどめた。日本産科婦人科学会の会告について、その後の追加・修正を考慮して書き替えた（第3章）。改正臓器移植法についての解説を加えた（第4章）。二〇〇八年の「ヘルシンキ宣言」ソウル修正版は大きな修正ではないとはいえ、項の番号の変更なども伴っており、それに合せた（第5章）。高齢者の福祉について多少、書きあらためた（第12章）。ほかにも、わずかながら修正や加筆、データの差し替えをしている。入門書であることから、最新の話題を取り入れて叙述を複雑にすることは避けた。ひとりの力では限界があり、新しい良い参考文献を探しきれなかった。幸い、『シリーズ生命倫理学・全20巻』（丸善株式会社）出版の企画もあり、本書の制約をそうしたもので補っていただければと思う。今回の改訂にあたっても、札幌医科大学の教職員・学生の皆さんや所蔵文献の恩恵にあずかっている。また、藤女子大学をはじめ、出講先の学生諸君との交流に負うところも大きい。この春、私は札幌医科大学を退職した。また秋には東京郊外に転居した。生命倫理学の最新の情報を吸収するには不都合なところが出てくるかもしれない。とはいえ、これからはより哲学的、原理的な思索ができればと考えている。最後に、第3版の出版の機会を与えてくださった産業図書の皆さんに、あらためて感謝する。

平成二十二年十一月

今井 道夫

第4版あとがき

これまで、六年ごとに改訂してきた。二十年余を勤めた札幌医科大学を退職し、医学・医療の現場から距離ができてきたものの、その後、誘われるままに法政大学と桜美林大学で生命倫理学を担当した。また病院倫理委員会の立ち上げに協力することができた。そうしたなかであらためて改訂に取り組むことにした。今回初めて、章と節の題を一部、変えることにした。第4章第3節を「移植医療の現状と問題点」（旧「移植医療の問題点」）、第9章を「緩和ケア」（旧「ターミナルケア」）、そしてその第9章第3節を「緩和ケア」（旧「緩和医療」）とした。それ以外は初版以来、変っていない。第3章「生殖医療」ではその後の動向とそれに関係している会告改定を取り入れた。第4章「移植医療」では改正臓器移植法施行後の状況を考慮して書き替えた。そのほか、「ヘルシンキ宣言」修正（第5章）、新型出生前診断（第6、10章）、オランダの安楽死の状況（第7章）、緩和ケアのその後の論点（第9章）、遺伝子診断・治療（第10章）などにかんして加筆・訂正をおこなった。産業図書の鈴木正昭さんには初版以来、一貫してお世話になり、貴重な助言もたびたびいただいた。けれども、残念なことに昨年末にご退職となった。これまでのお力添えにこの場を借りて心からお礼を申し上げたい。今回の改訂では、飯塚尚彦（代表取締役）さん、松山絵里子さんのお世話になった。おふたりをはじめ産業図書の皆様には、改訂の機会をあたえてくださったことに深く感謝する。

平成二十八年十二月

今井　道夫

第5版あとがき

一九九九年春に初版を出して以降、六年ごとに改訂してきた。法律の改正もあったし、宣言や指針の変更もあった。数的データの更新も必要であった。当初は移植医療の議論が活発であり、今でも議論は続いているものの、生殖補助医療や緩和ケア・尊厳死の議論が活発である。

私は医科大学を定年退職し、それで前回、すでに改訂するかについて迷いがあった。しかし、まだ大学などで教科書として採用され続けており、改訂版を出した。今回は新型コロナ禍の影響が大きかった。生命倫理学文献は追っていたとはいえ、交流の機会が減るのはやむをえなかった。迷った末、一年遅れて七年後になるものの、改訂（第５版）に踏み出した。

この間、現代文明のゆくえが深刻に問われてきた。初版刊行当時、まだエイズ（ＨＩＶ感染症）は死に至る病であるとの恐怖が消えていなかった。これには血液製剤による薬害も伴っていた。当時、この病の発生に私たちの自然とのかかわり方が関係しているのではないかといわれた。今の新型コロナの大流行にもそうしたことがいわれている。東日本大震災は、震災ということだけなら過去に経験しているけれども、原子力に対する不安を突きつけた。さらに最近は気候変動への不安が高まっている。あるいは世界人口の増加と各国が抱える少子化問題はどう折り合いをつけたらよいのだろうか。現代文明は私たちに豊かさ、富、快適、便利さをもたらしたけれども、私たちを本当の意味で幸福にしてくれたのだろうか。

次のような文明人と未開人との問答を考えてみる。

今は電話でいつでも遠くにいる家族と話ができる。

——私たちはいつも家族と一緒だから電話などいらない。

今は車その他の乗り物があって簡単に遠くまで行ける。

——私たちは自分の村に満足しているし、遠くまで旅行をする必要を感じない。

今は食べ物がたくさんあり、いつでもお腹いっぱい食べられる。

——けれども皆で食物を確保する労力のあと食べることの満足感、食べ物のほんとうのおいしさを知っているのは私たちだ。

今は子どもの死亡率も激減し、生まれた子は元気に育ってくれる。

——そのためあなたたちは、やれ避妊だの中絶などと不自然なことを考えるようになるわけだ。


私は医学部で永年担当していた哲学の講義を締め括るとき、こんな話を持ち出して現代文明をともに考えた。三、四〇年ほど前にエイズが流行したとき、文明の危機を言う人がいた。いまだに完治させることは難しいけれども、医学医療の力により死に至る病というようなことはなくなった。コロナ禍が世界中を駆けめぐったのは交通の発達によるところが大きい。それでも当初はともかく、ワクチンの早期開発（これには遺伝子技術が大きく寄与した）その他により、じょじょにコントロールできるようになってきている。ただし、第二、第三の新しい病が登場する心配はある。また気候変動、原子力問題など、次々と登場する課題を突きつけられて、文明の今後について明るい希望をもちにくくなっている。

右に描出した対話は、私の創作ではない。ジークムント・フロイト『文化への不満』（一九三〇年）に出てくる話をもとにしたものである。ちなみにこの文明人と未開人とのいずれかに軍配をあげるというようなことをフロイトはしていない。両者のあいだにはあまりにも距離があるし、幸福というのは主観的なところが多いので、比較考量など不可能だとしている。そのうえでしかし、フロイトの採る文明に対する態度は（フロイト流の）ある種合理的ないしは科学的対応といえようか。生命倫理学は科学技術の発展に促されるところが多かった。ただし、見てきたようにそれに追随してきたわけではない。しっかりと枠をはめてきたともいえる。今日、文明の未来を楽観視している人は多いとはいえない。それでも私たちは地道に考察を進めてゆかなければならない。私は医学部の教育との関係で生命倫理学に取り組んできた。この学科は定着してきたと考えている。とはいえ、医療体制の問題、医療経済としっかり連携を保ってゆくべきであろう。それから気候変動や原発の是非といった環境問題も医療と深くかかわっている。昨今のコロナ禍との関係では、医学医療史の教育の重要性も考えさせられた。とはいえ、私たちの生き方という倫理学の根本問題にたえず立ち返るべきなのは、いうまでもない。

さて、この第五版をもって改訂は最後となりそうである。同学の諸兄姉、読者の皆様に支えられて、ここまで来ることができた。心から感謝申し上げたい。また産業図書の飯塚尚彦様、松田絵理子様をはじめ、これまで担当してくださった皆様には厚くお礼申し上げたい。

令和五年十二月

今井　道夫

は　行

ま　行

や　行

ら　行

わ　行

事項索引（著書、法律、判例、宣言など）

あ 行

か 行

さ 行

た 行

な 行

ハ 行

マ 行

ヤ 行

ラ 行

ワ 行

人名索引

ア　行

カ　行

サ　行

タ　行

ナ　行

〈著者略歴〉

今井《いまい》 道夫《みちお》

1967 年　東京大学文学部哲学科卒業
1974 年　北海道大学大学院文学研究科哲学専攻博士課程単位取得退学
1989 年　札幌医科大学医学部助教授
1995 年　札幌医科大学医学部教授
2010 年　札幌医科大学名誉教授

哲学教科書シリーズ
生命倫理学入門（第 5 版）

1999 年 3 月25日　初　版第 1 刷
2004 年 2 月10日　初　版第10刷
2005 年 2 月10日　第 2 版第 1 刷
2010 年 8 月31日　第 2 版第 9 刷
2011 年 1 月25日　第 3 版第 1 刷
2016 年 4 月10日　第 3 版第 7 刷
2017 年 2 月27日　第 4 版第 1 刷
2018 年 5 月31日　第 4 版第 3 刷
2024 年 3 月 3 日　第 5 版第 1 刷

著　者　今井道夫

発行者　飯塚尚彦

発行所　産業図書株式会社
〒102-0072 東京都千代田区飯田橋 2-11-3
電話　03(3261)7821(代)
FAX　03(3239)2178
http://www.san-to.co.jp

装　幀　戸田ツトム

制　作　株式会社新後閑

平河工業社

ISBN978-4-7828-0214-4 C3310